新健康法

クエン酸で医者いらず

長田正松
小島　徹　著

日東書院

まえがき

東洋医学の知恵　クエン酸

いわゆる生活習慣病である糖尿病、高血圧、動脈硬化。これら成人病のいずれも現代人特有の生活習慣がつくりあげた体質の変化が大きく影響しています。

対症療法を中心とした西洋医学では、この病気の根本的な原因である体質改善への取り組みは、ほとんど行われてきませんでした。

これに対して東洋医学では、体質の改善が治療の中心といえるものです。昔から言い伝えられてきたことにはそうした東洋医学の知恵が生きているものです。酢を飲むと体にいいというのもそのひとつです。

そして、酢よりも飲みやすくてより効果が期待できるのがクエン酸なのです。しかもクエン酸はとても安く手軽に手に入ります。高価な薬や栄養食品は必要ないとまではいいませんが、クエン酸だけで十分な効果が得られることはこの本で紹介するクエン酸体験者が証明しています。

さあ、あなたも今日から早速、クエン酸健康法を実践してください。何ヵ月か続ければ必ずやこの効果を実感できることでしょう。

クエン酸で医者いらず

目次

第4章 クエン酸を正しくとれば効果的

第5章 クエン酸体験記 161

第1章

クエン酸が健康体をつくる

1 酢と同じ効果があるクエン酸

クエン酸はレモンや梅干にも含まれている身近な成分

わが国では昔から“酢は身体にいい”と言われ、食文化の中に積極的に取り入れられてきました。

たとえば、暑い夏の日に酢の物を食べたり、ご飯に酢を混ぜて傷みにくくする、魚を酢でしめる、梅干を1日に1個は食べるというのも、酢が持つ疲労回復や殺菌効果、健康増進効果を無理なく生活に取り入れる、昔ながらの知恵なのです。

酢の効果は科学的にもすでに証明されています。

本来ならもっと積極的に酢を取り入れていただきたいのですが、残念ながら酢自体は酸味や匂いが強く、そのままで飲めるものではありません。また、酸っぱい味が苦手な方は、「いくら健康によくってもそんなに食べられる（飲める）ものではない」と感じてしまいます。

けれども、酢と同じ成分でありながら酢よりも健康効果が高く、しかも酢よりも飲みや

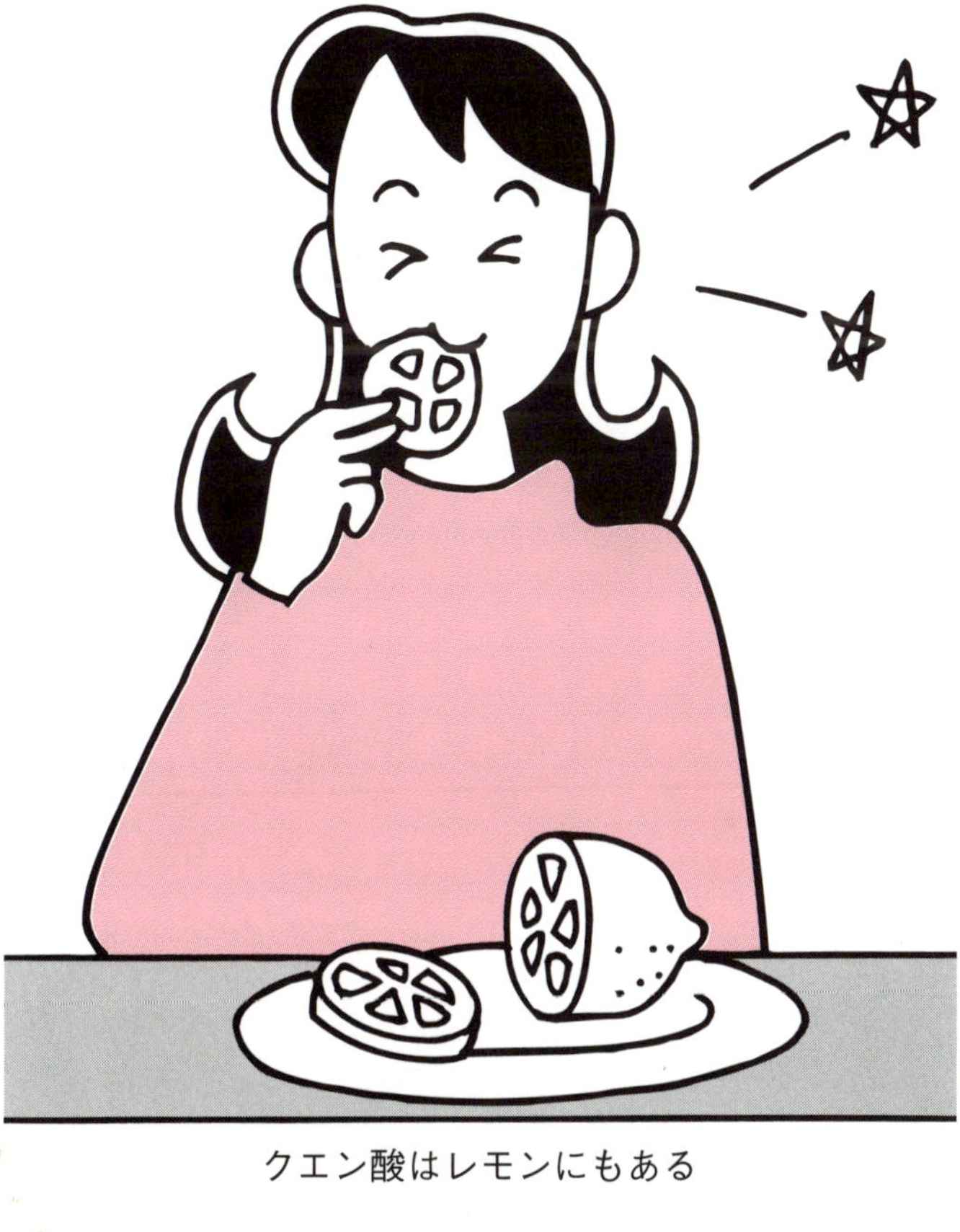

クエン酸はレモンにもある

すいものがあるのです。

それはクエン酸です。

では、クエン酸とは何でしょうか。

クエン酸とはレモンなどの酸っぱい食物に含まれている成分のことです。梅干やグレープフルーツなどの酸っぱい味もクエン酸によるものなので、私たちにとっても、たいへん身近な存在と言えます。

クエン酸は、生物の身体の中に常に存在しており、私たちが生きていくうえで大きな働きをもたらしています。

クエン酸はかんきつ類などからも簡単にとることができますが、もっと効果的に摂取したいなら、クエン酸そのものを利用することをお勧めします。その場合、結晶の粉末が一般的です。この結晶粉末は、無色または白色、無臭で、とても純度が高く、水に溶けやすいのが特徴です。

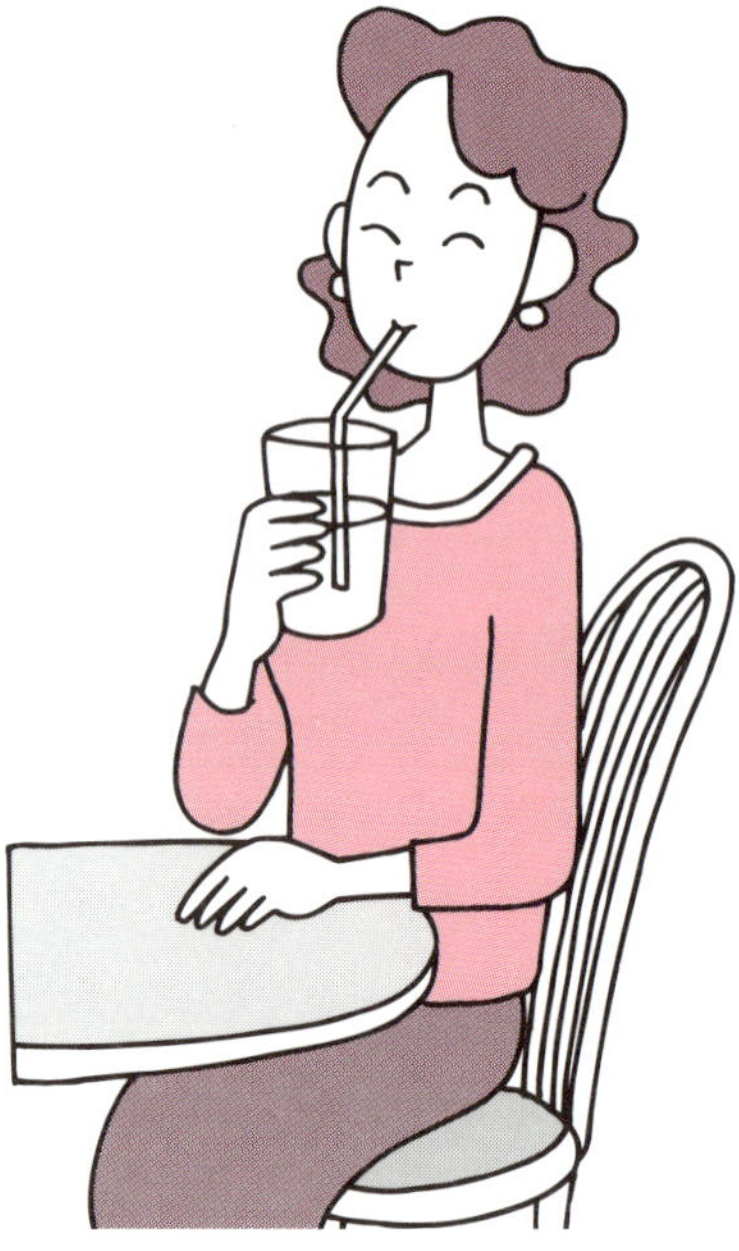

クエン酸の化学式を簡単にご紹介しましょう。

クエン酸は

```
          CH2—COOH
          |          ＋結晶水
HO—C—COOH
          |
          CH2—COOH
```

酢酸（酢）は

$CH_3—COOH$

C＝炭素（カーボン）

O＝酸素（オキシジン）

H＝水素（ヒドロジン）

クエン酸粉末を溶かした水は、さわやかな酸味が感じられるので、とても飲みやすいと言われています。ぜひ試してみてください。

クエン酸も酢酸(酢)も、同じ種類の化合物になります。この化学式に出てくるCOOHは有機酸のことで、私たちの身体の新陳代謝に重要な物質です。

クエン酸の有機酸としての働きは酢の3倍です。しかも「酸の強さ」は酢の3分の1と弱いので、酢っぱい味が苦手な人にもたいへん飲みやすく感じられるのです。

これが、クエン酸が酢よりも健康

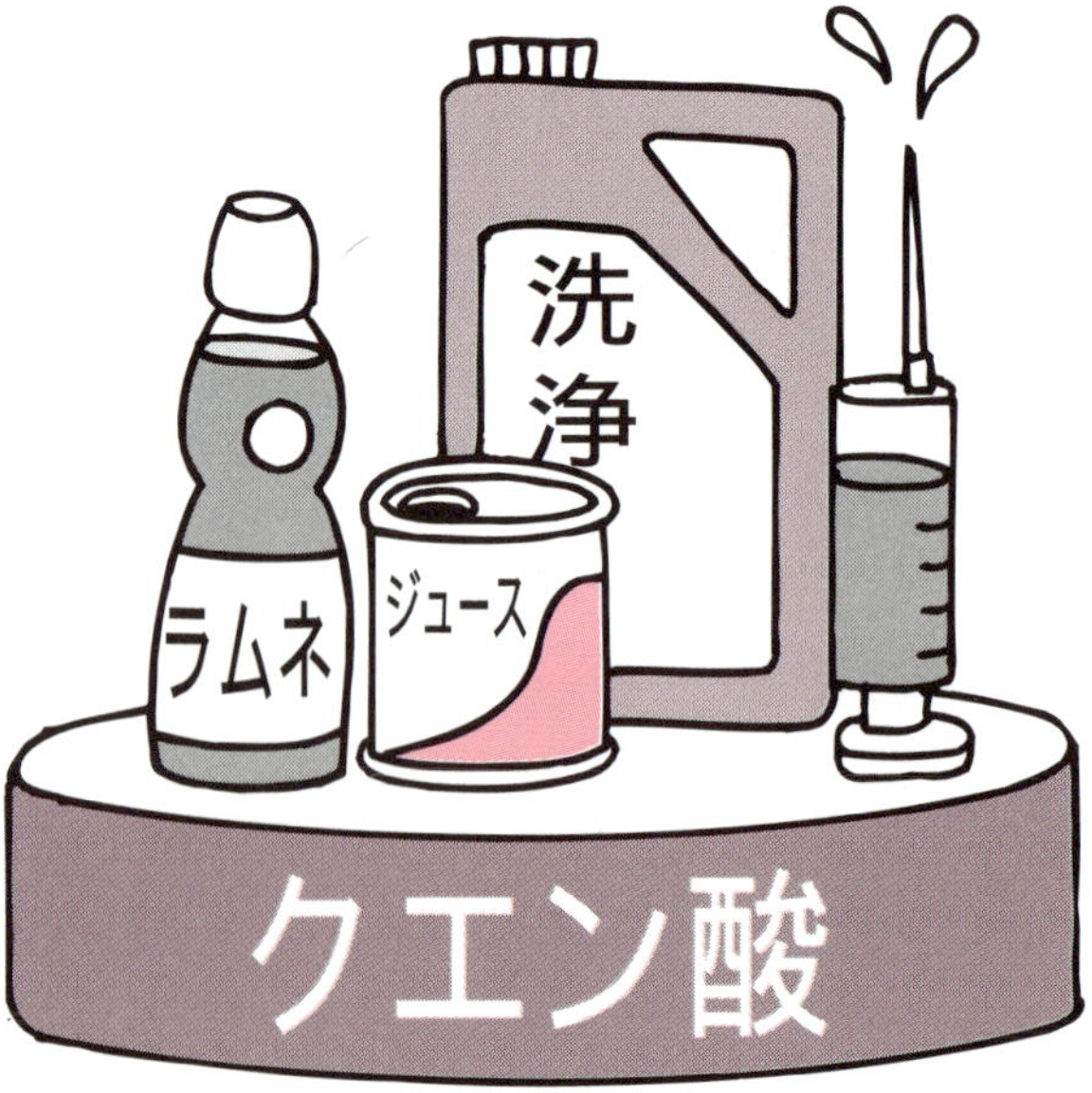

クエン酸は色々な用途に

効果が得られやすい理由の1つです。

クエン酸はあちこちで使われている

クエン酸は健康にたいへんよいものです。そして、様々な場面で活用されているのですが、昨今のクエン酸ブームの主役はなんといっても食品です。

クエン酸には、1．日本薬局方（にほんやっきょくほう）のもの、2．食品、3．工業用とおおまかに分けて3種類の用途があります。

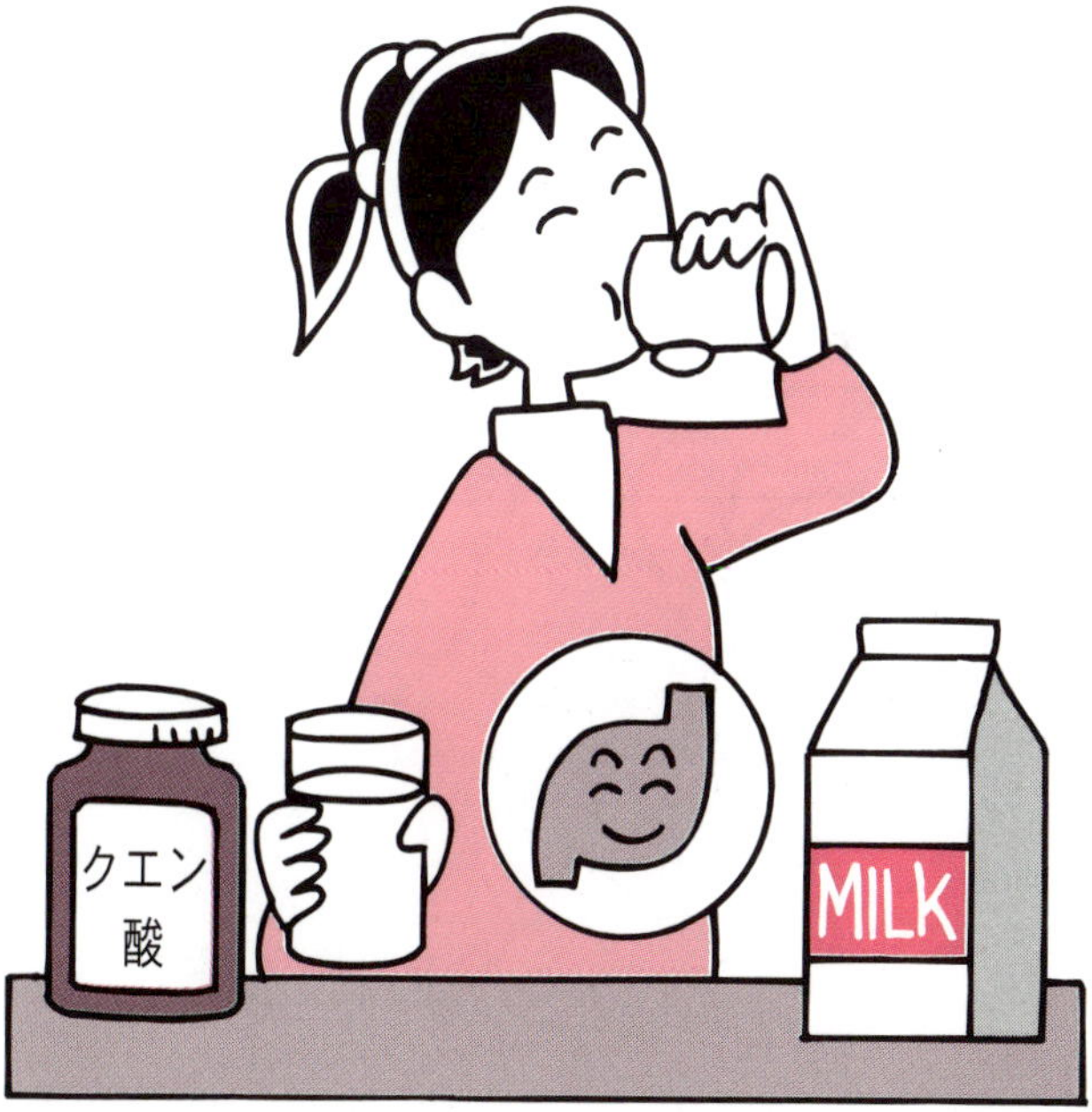

1. の「日本薬局方」とは、医薬品関係の公定書です。クエン酸について記されているのは、消化不良、止渇（のどの渇きを止める）、食欲増進、胃酸代用など。また、クエン酸ナトリウムは輸血用として重要視されています。

2. の食品としては、生活習慣病の改善に用いられたり、ジュースやサイダー、ラムネなどの主原料として用いられています。そのほかにも酸味料として加えられたり、お酒の旨味を出すのにも使用されています。

たとえば、安価なウイスキーや焼酎などに耳かき1杯程度のクエン酸

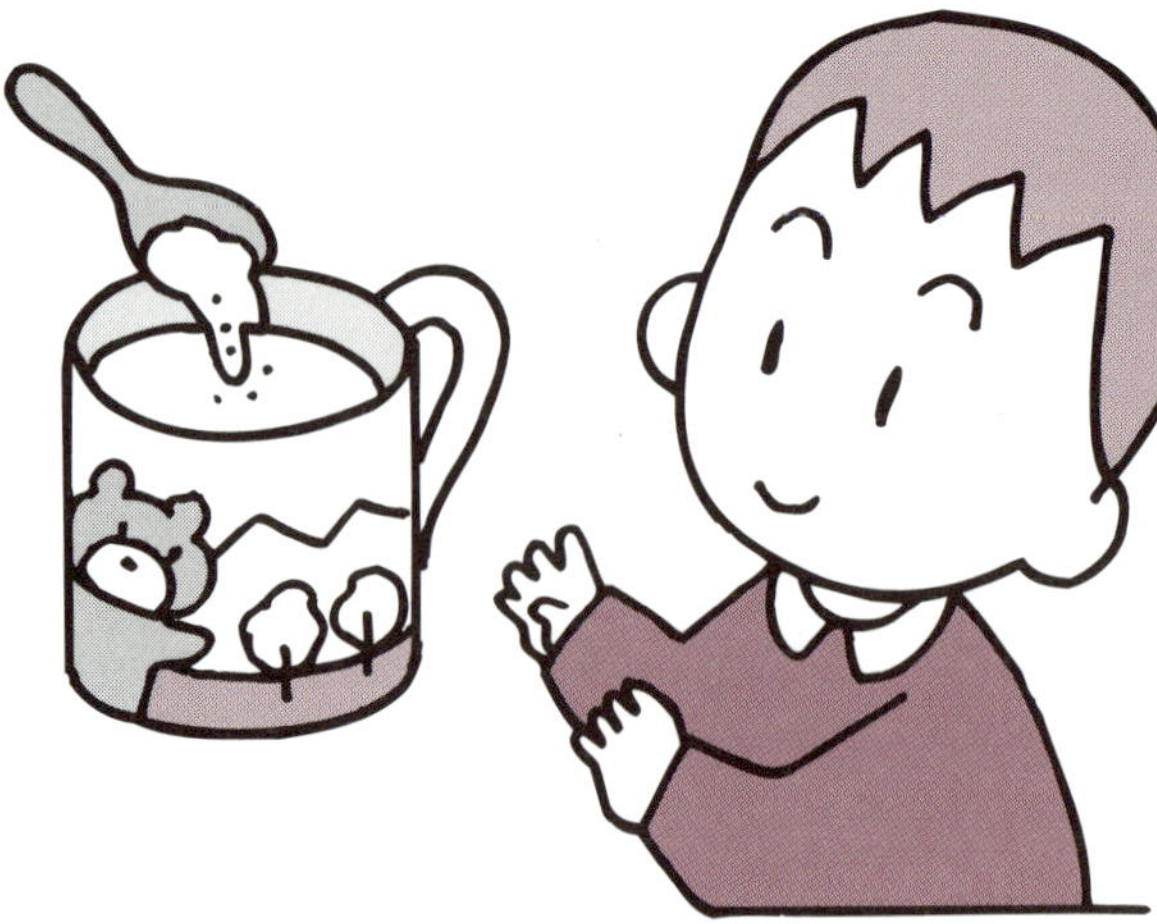

を加えると、高価なものと変わらない味わいになるのですから驚きです。

3．の工業用では、インクの製造や家庭の台所のパイプ洗浄などにも使われています。また、化粧品の製造にも欠かせません。

クエン酸100％の粉末は、私たちの生活でも気軽に活用できます。

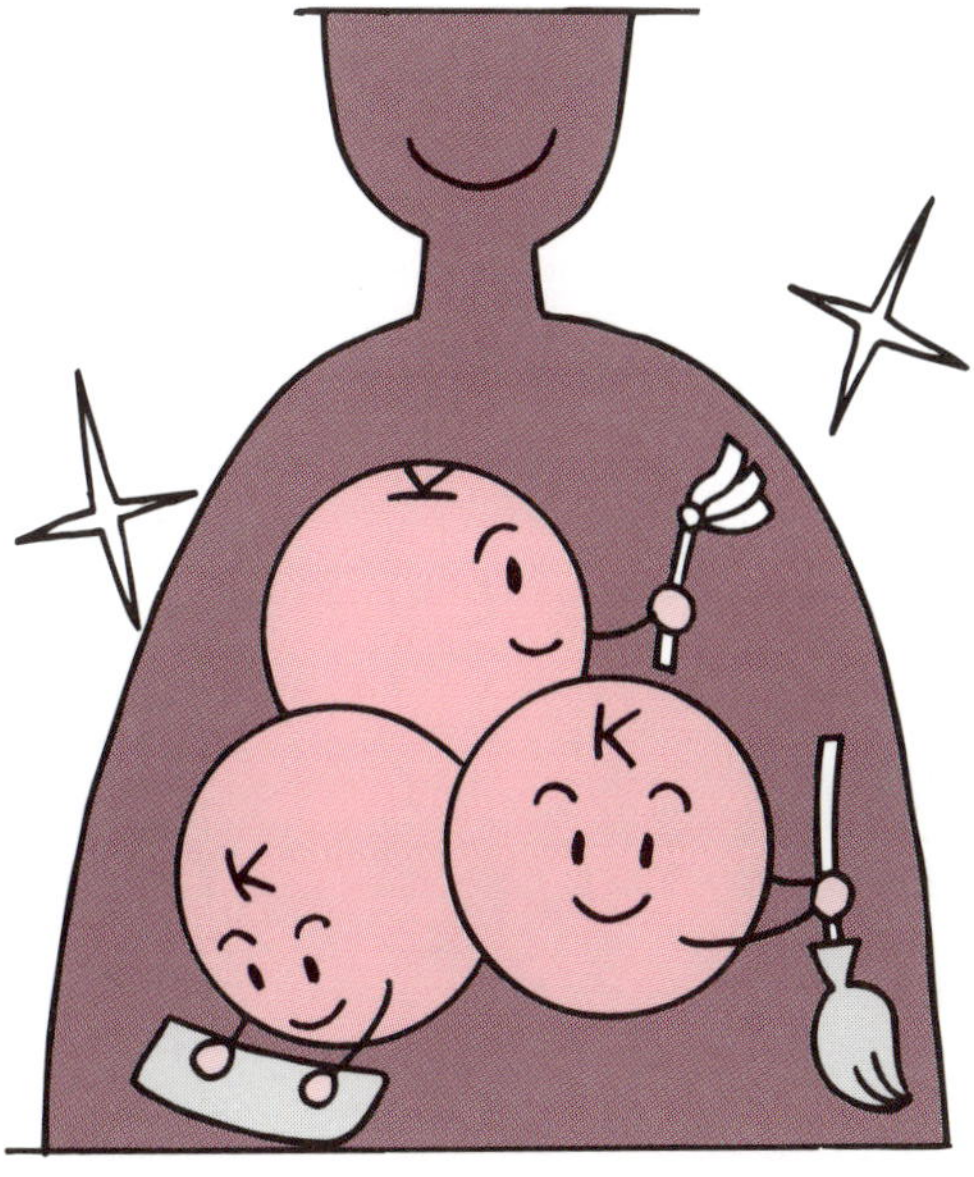

クエン酸は身体をきれいにする

2 クエン酸のアルカリ性が血液をサラサラにする

健康な身体は弱アルカリ性

私たちの身体は本来、弱アルカリ性です。しかし、体調が悪かったり、何か病気にかかっていたりすると酸性に傾きます。

私たちの身体には自然治癒力という、自分で悪いところを治す力が備わっていますが、身体が酸性に傾くと、この自然治癒力が弱まってしまうのです。

それでは、酸性、アルカリ性とは何でしょう。

酸性かアルカリ性かは、ＰＨという水素イオン濃度の表示法で表します。ちょうど真ん中の中性はＰＨ７・０です。酸性はそれより小さい数字、アルカリ性は大きい数字になります。弱アルカリ性はＰＨ７・２程度です。

通常、私たちの血液はＰＨ７・４ですが、唾液や尿は血液より酸性に傾いています。

私たちの身体は、酸性とアルカリ性のバランスを保つように働いていますが、このバランスが崩れると発熱や発汗、下痢などを起こしやすくなるのです。

しかしながら、最近では多くのひとが酸性体質の傾向にあります。

酸性体質のひとは体調が優れていないため、朝起きるのがつらいとか、ひどい便秘や肩こりに悩まされがちです。また、疲れやすく風邪もひきやすくなります。これらの症状に心当たりのあるひとは、酸性体質の可能性が高くなります。とくに食べ物の好き嫌いが激しい方は、酸性体質になりやすいので注意してください。

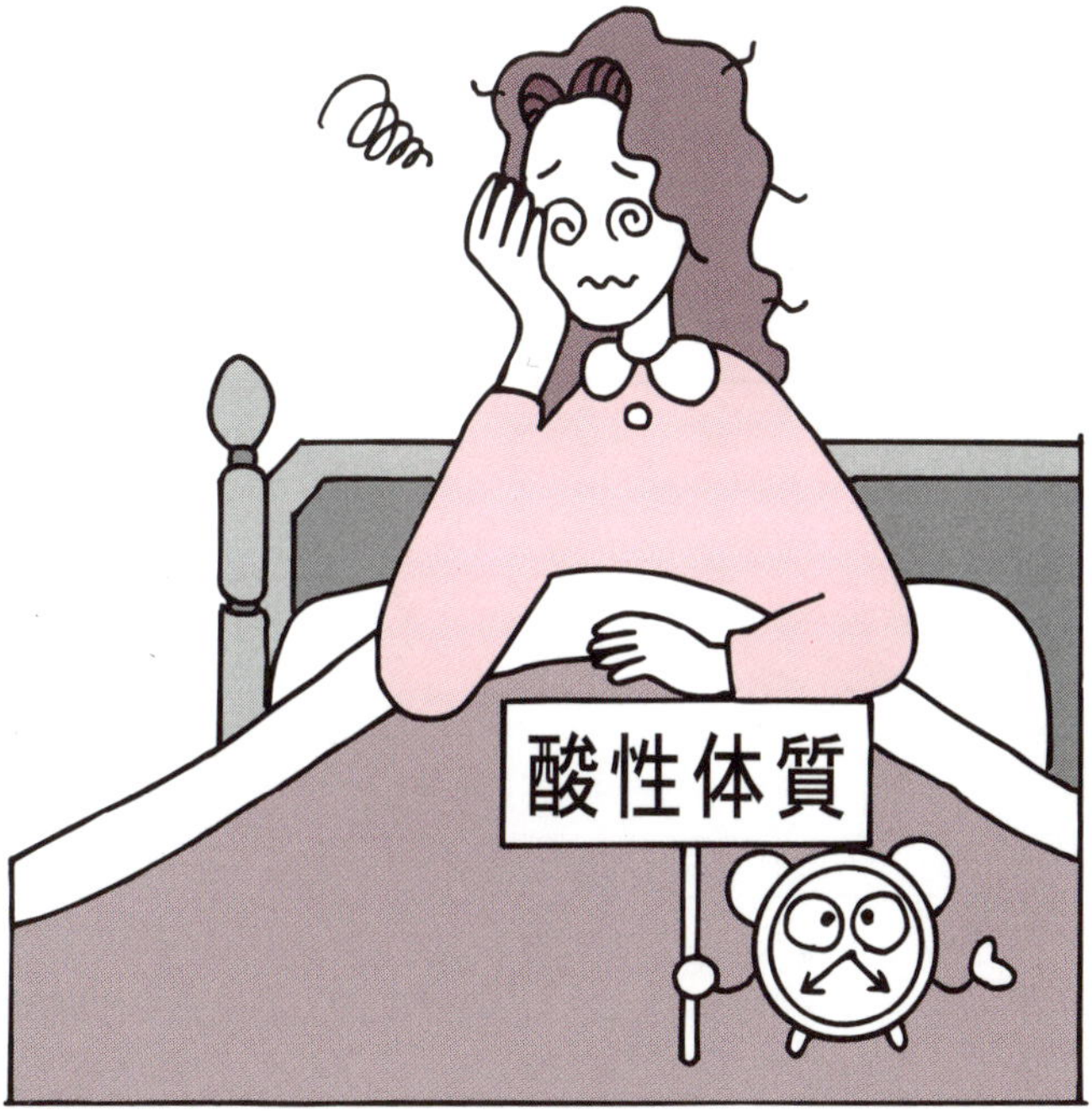

酸性体質を弱アルカリ性に改善させるためには、酸性食品を控えて、アルカリ食品をとりましょう。酸性食品は肉類、魚介類、アルコール類などですので、過剰摂取にご注意ください。ただし、肉類や魚介類は良質のタンパク質を多く含んでいるので適量なら問題ありません。

いっぽう野菜や果物はアルカリ性食品なので、積極的にとりたいものです。見方を変えると、仮に肉類などの酸性食品を多くとり過ぎたとしても、その分、アルカリ性食品である野菜を多く食べれば、健康は保たれることになります。

ところが、野菜や果物よりも酸性体質改善に効果的なアルカリ食品があるのです。それが酢、つまりクエン酸です。

クエン酸が弱アルカリ性を保つ理由

クエン酸は「酸」という文字が入っているものの、実はたいへんに優れたアルカリ性食品なのです。その字の示すようにクエン酸そのものは確かに酸性です。ところが、クエン酸を服用すると、胃に到達するまでは酸性なのですが、十二指腸に入ると膵臓から出た強いアルカリ性の重曹と化学反応を起こし、クエン酸ソーダとなってアルカリ性になるのです。クエン酸を身体が吸収すると、すべてアルカリ性として働くのです。

つまりクエン酸を効果的にとっている限り、私たちの身体は弱アルカリ性に保たれやすくなるのです。

クエン酸が酸性体質を改善する理由をご説明する前に、私たちの身体がなぜ酸性に傾きやすいかを知っておく必要があります。

私たちは生きていくのに必要なエネルギーを、食物のなかに含まれているブドウ糖から摂取

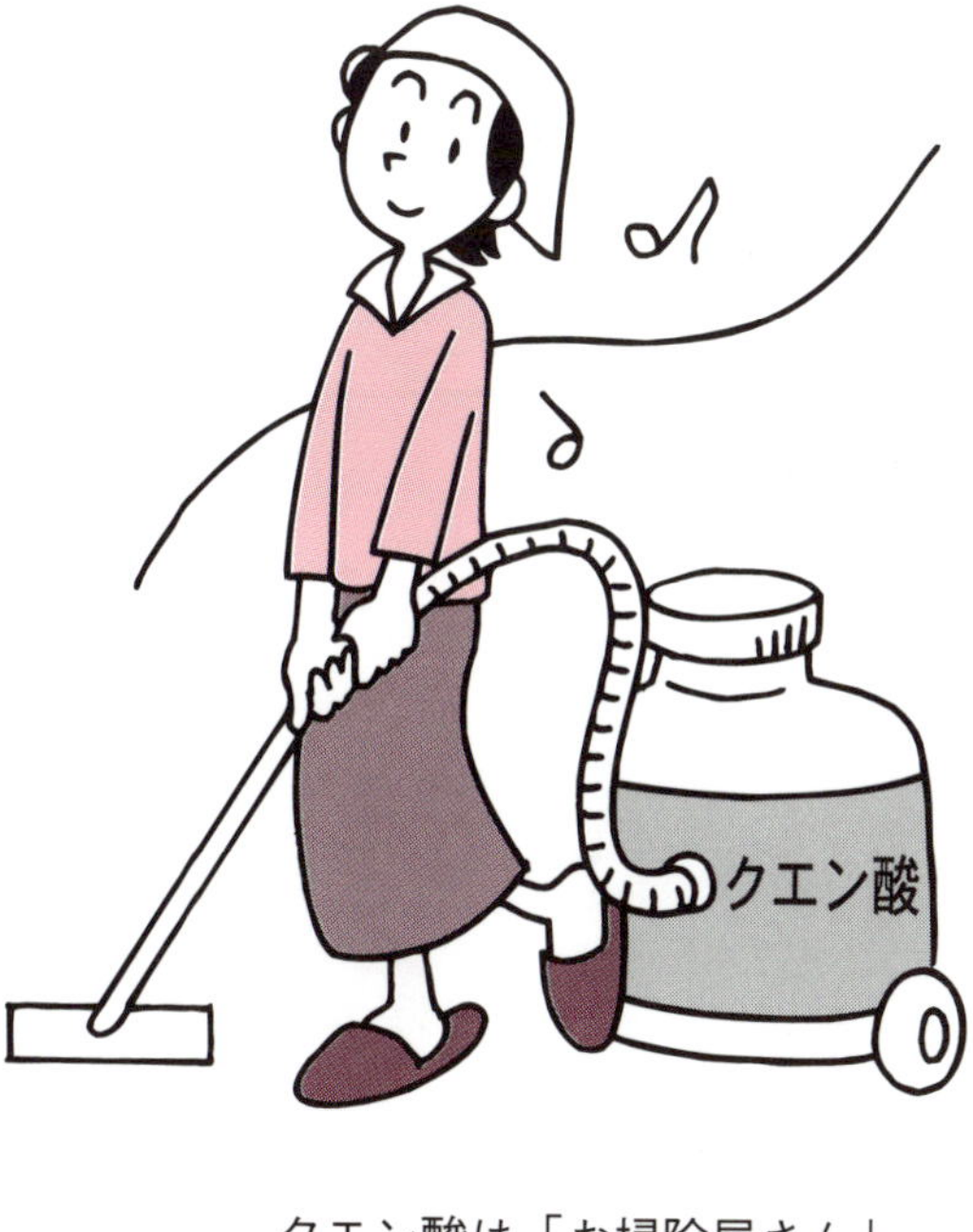

クエン酸は「お掃除屋さん」

します。ブドウ糖は細胞の中で燃焼されて、炭酸ガスと水に分解されます。

しかし、ここで完全に燃焼されないと、乳酸や焦性ブドウ酸など毒性のある酸化物が発生して、身体の中にたまっていくのです。これが酸性体質の原因です。

ただし、ブドウ糖の燃焼を助けるものをとれば、酸化物がたまることはありません。その燃焼を助けるものがクエン酸です。

クエン酸は、いわば体内にある酸性物質の「お掃除やさん」です。クエン酸は体内を酸性に傾けていた疲れ成分を取り除くことで、身体を健康な状態に戻しているのです。

健康を維持するのはもちろんですが、体調が悪いときや、何か病気を患っているときこそ、クエン酸を多く摂取してもらいたいのです。

病気のときは、まず間違いなく身体が酸性に傾いています。しかし、クエン酸を多くとることにより、体液を弱アルカリ性に戻すことが可能になります。さらに、自然治癒力を高めることにもつながるのです。

とくに風邪気味や胃腸の調子が悪い、疲労感が消えないなどの場合は、薬を飲むよりクエン酸をとる方がよっぽど効果的です。薬には必ずなんらかの副作用がありますが、クエン酸には副作用や害はありません。

　また、体内においてはクエン酸はアルカリ性であるため、血液をサラサラにする効果があることも健康効果が高い理由なのです。

体調が悪いときはクエン酸

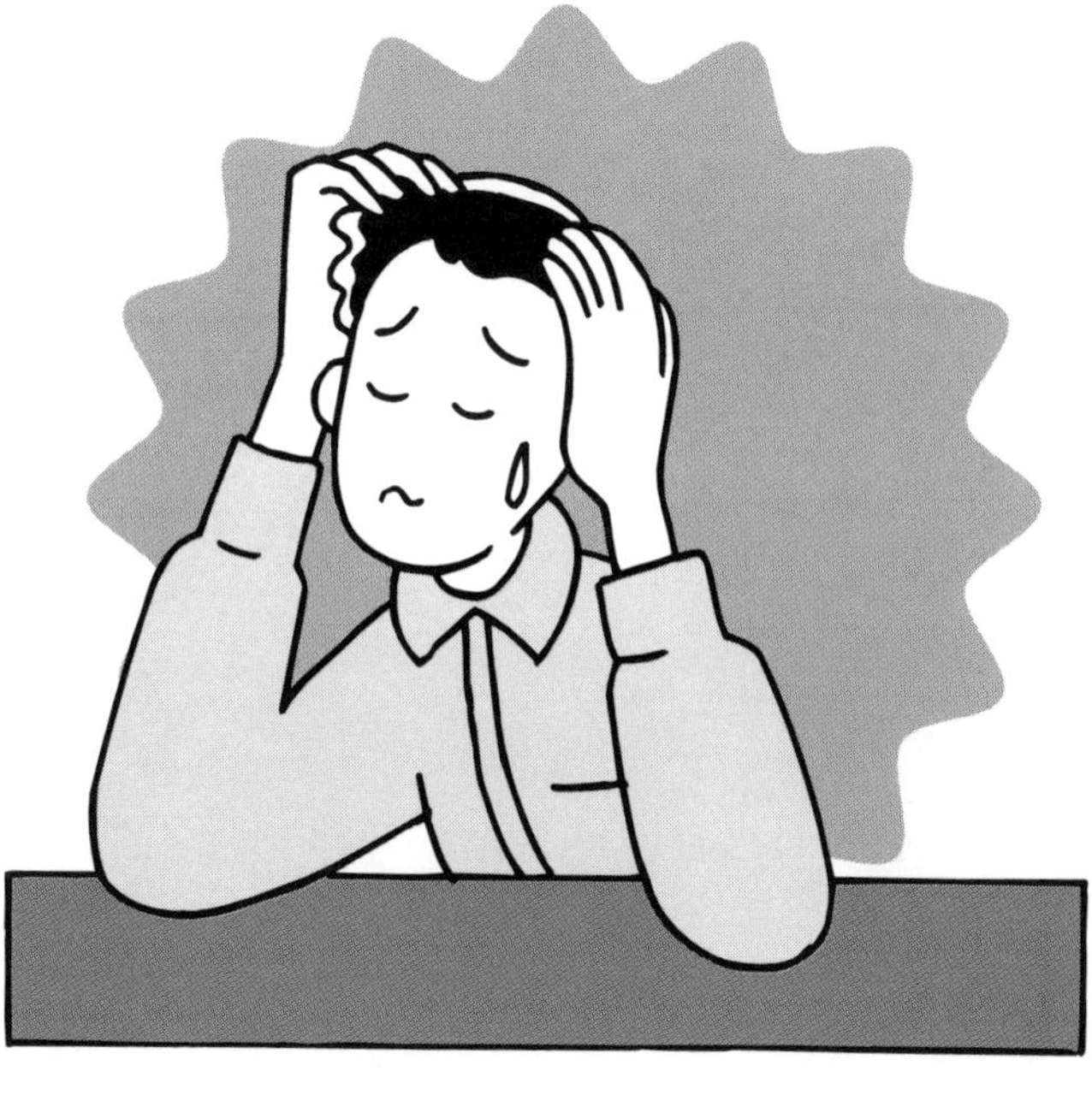

3 自然治癒力を高めて病気知らず

クエン酸で自然治癒力の敵・ストレスに勝つ

身体を弱アルカリ性に保つクエン酸ですが、実は、自然治癒力の敵「ストレス」にもたいへん効果があるのです。

ストレスがまったくないというひとなどいません。

現代社会は、仕事や人間関係、パソコンの使いすぎなどストレスの元があちこちにあります。また、それ以外にも気温の変化やちょっとしたイライラなどもストレスを引き起こしているのです。

しかし、スポーツをする習慣があったり、打ち込める趣味を持っているなど、ストレスを上手に解消できるひとはいいのですが、そうでないひとも多いのではないでしょうか。

長い間、強いストレスを感じ続けていると、自然治癒力が衰え、ホルモンの分泌やウイルスなどから身体を守る免疫反応も低下してきます。

ストレスとは外部からのストレッサーにより、身体が本来持っている恒常性が乱れた状態を指します。

ストレッサーというのは、ストレスを与える原因のことです。

恒常性とは、身体の状態を一定に安定させる機能を言います。たとえば冬になって急に気温が下がると、私たちの身体では皮膚の下にある血管が収縮して、熱が身体から逃げるのを防ぎます。こうすることによって体温が一定に保たれるのです。

恒常性は、自律神経が正常に働くことで行われます。

人間や動物は、ストレスを感じると、自律神経のバランスが乱れて、病気にかかりやすくなります。心配事があって夜になってもなかなか寝付けなかったり、胃が痛んだりという症状はよく耳にしますが、これもストレスによる自律神経の乱れが原因です。

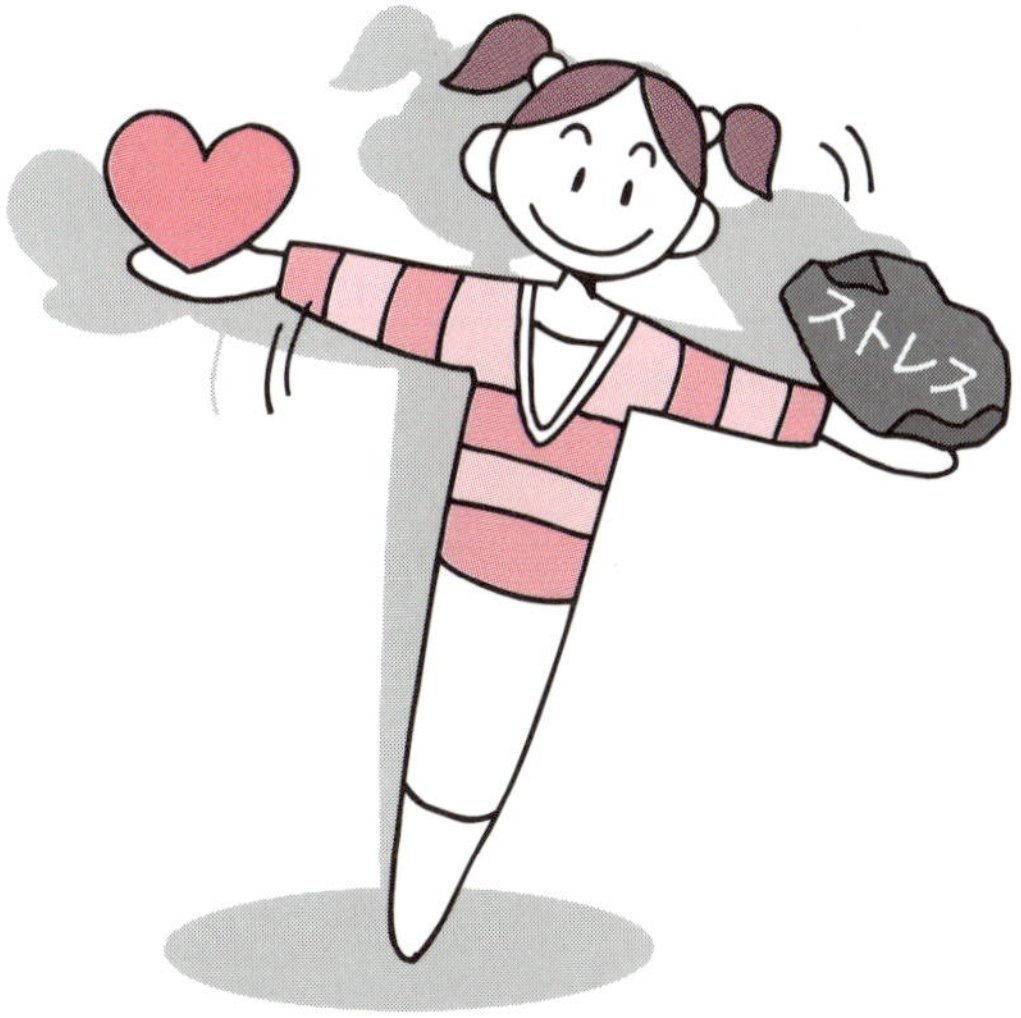

そのほかにも頭痛、肩こり、胃の不快感、吐き気、食欲不振、血圧の激しい変動、めまい、不眠、眼の疲れ、耳鳴りなど、ストレスが原因と思われる症状は多々あります。

しかし、自律神経の乱れを整えれば、ストレスを感じても体調を崩す可能性は低くなることになります。この、自律神経のバランスを整える働きを補うのがクエン酸です。

ストレス人間は酢（クエン酸）を飲まない

自律神経には、交感神経と副交感神経の2種類があります。

私たちは普通、驚いたり不安を感じたりすると動悸や血圧が上がったりします。これが交感神経の働きです。身体の緊張状態が続くと、今度は副交感神経が働いて気持ちをリラックスさせるのです。

通常は、昼間に活動しているときは交感神経が活発に働き、夜になると副交感神経が活発に働きます。

この交感神経と副交感神経がバランスよく機能することで、私たちは健康が保たれているのです。

自律神経のバランスの乱れとは、この2つの神経のバランスが乱れたことを指します。

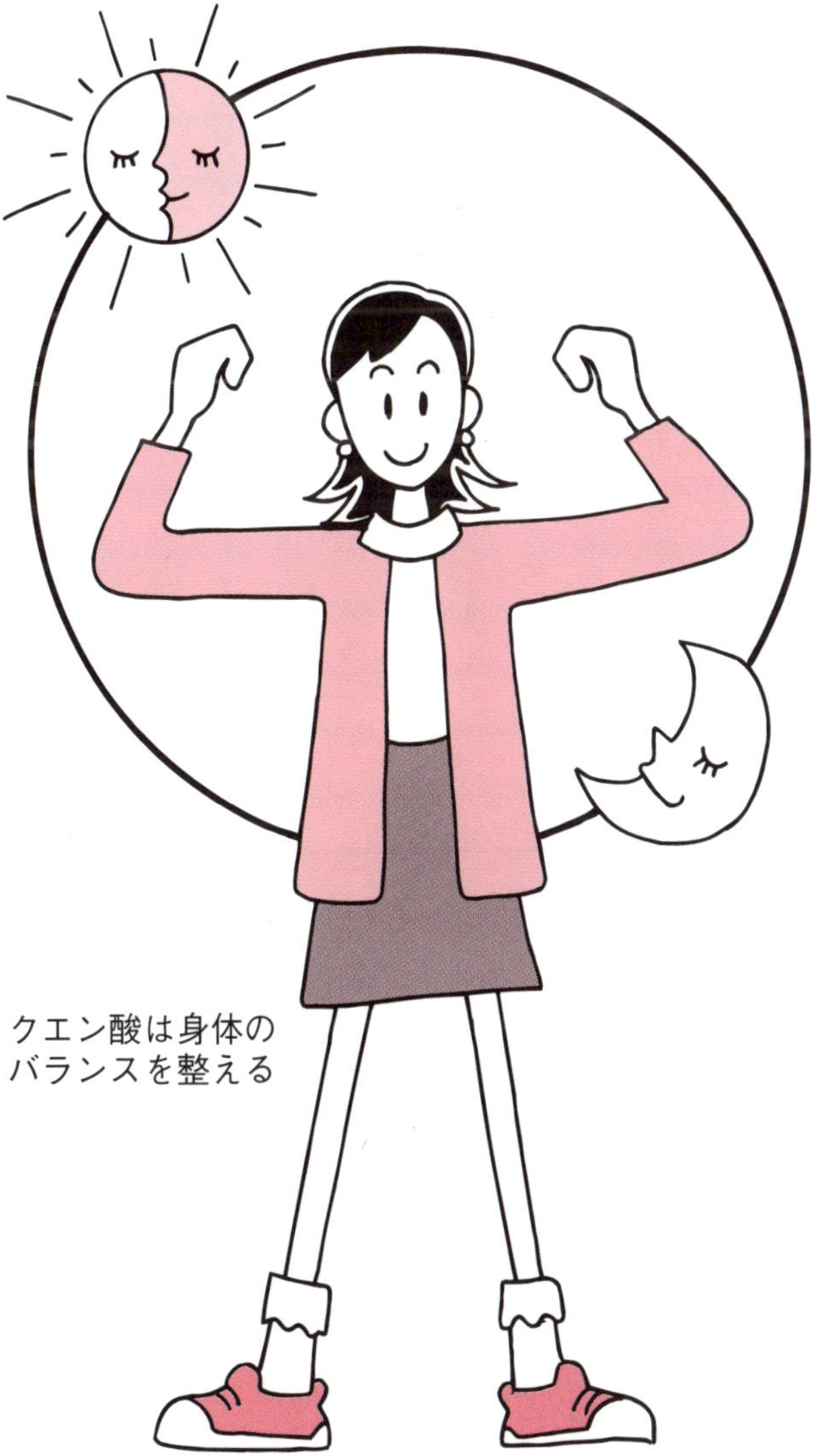

クエン酸は身体の
バランスを整える

酢のエキスとも言うべきクエン酸は、この自律神経のバランスを整えるのに効果があることは、すでにストレス学説で認められています。

クエン酸特有の酸っぱい味は、味覚に適度な刺激を与えてくれます。この刺激は、精神的ストレスを緩和させるのにとても効果的です。それは、スポーツ選手や新人のタレントが、緊張を感じたときにレモンや梅干を食べるということからもわかります。

またクエン酸には、ストレスと密接な関係にある副腎という臓器を助ける働きがあるのです。副腎からは、副腎皮質ホルモンという分泌物が出ているのですが、このホルモンは自然治癒力をコントロールしてくれます。副腎皮質ホルモンが順調に分泌されていないと、身体はストレスの攻撃に負けてしまうのです。

ところが、この副腎皮質ホルモンの材料が

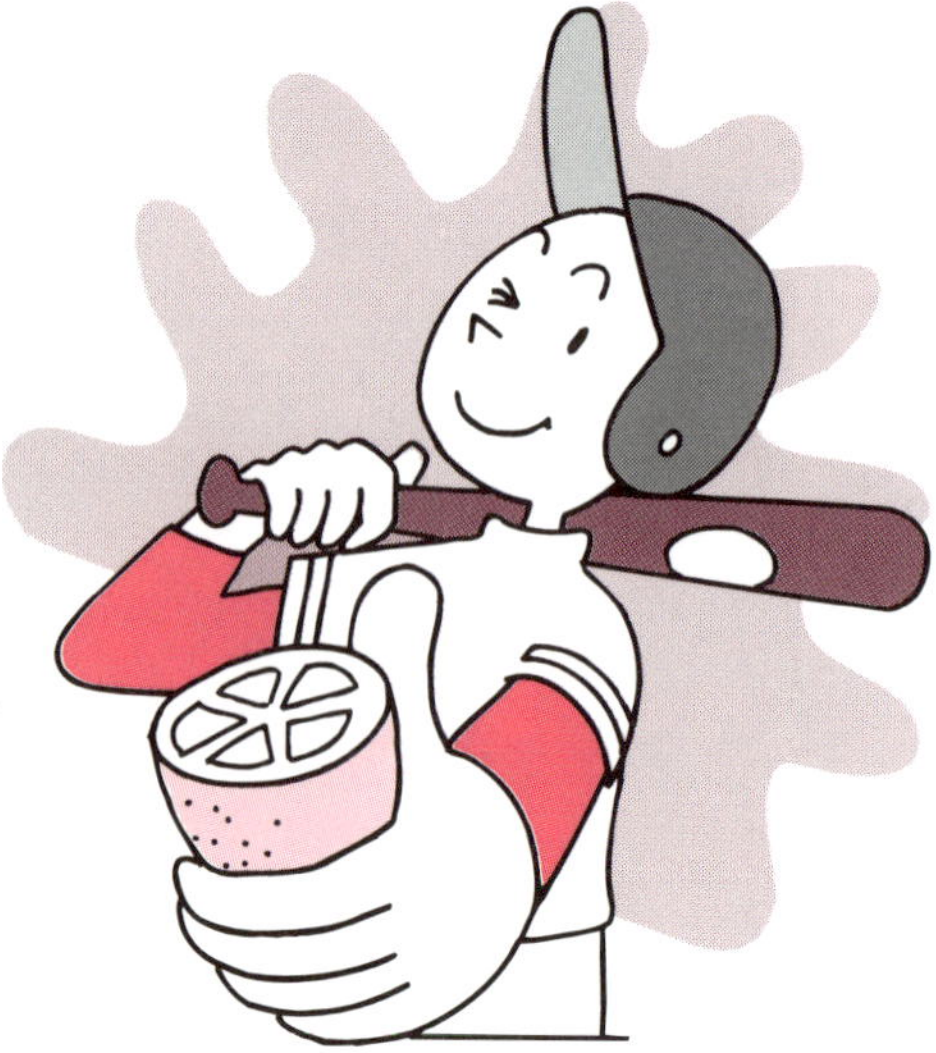

酢酸（酢、クエン酸）であることが発見されました。

つまり、たとえ副腎皮質ホルモンの分泌が順調に行われていなくても、クエン酸をとっていれば身体へのダメージが減ることになります。これはたいへん画期的な発見です。

たまったストレスを放っておくのは危険です。体調が悪くなるだけでなく、重篤な心身症を引き起こすきっかけにもなります。

忙しくてスポーツや趣味にかける時間がなかなかとれないと言うひとには、意識してクエン酸をとることをお勧めします。必ずあなたをストレスから守ってくれるでしょう。

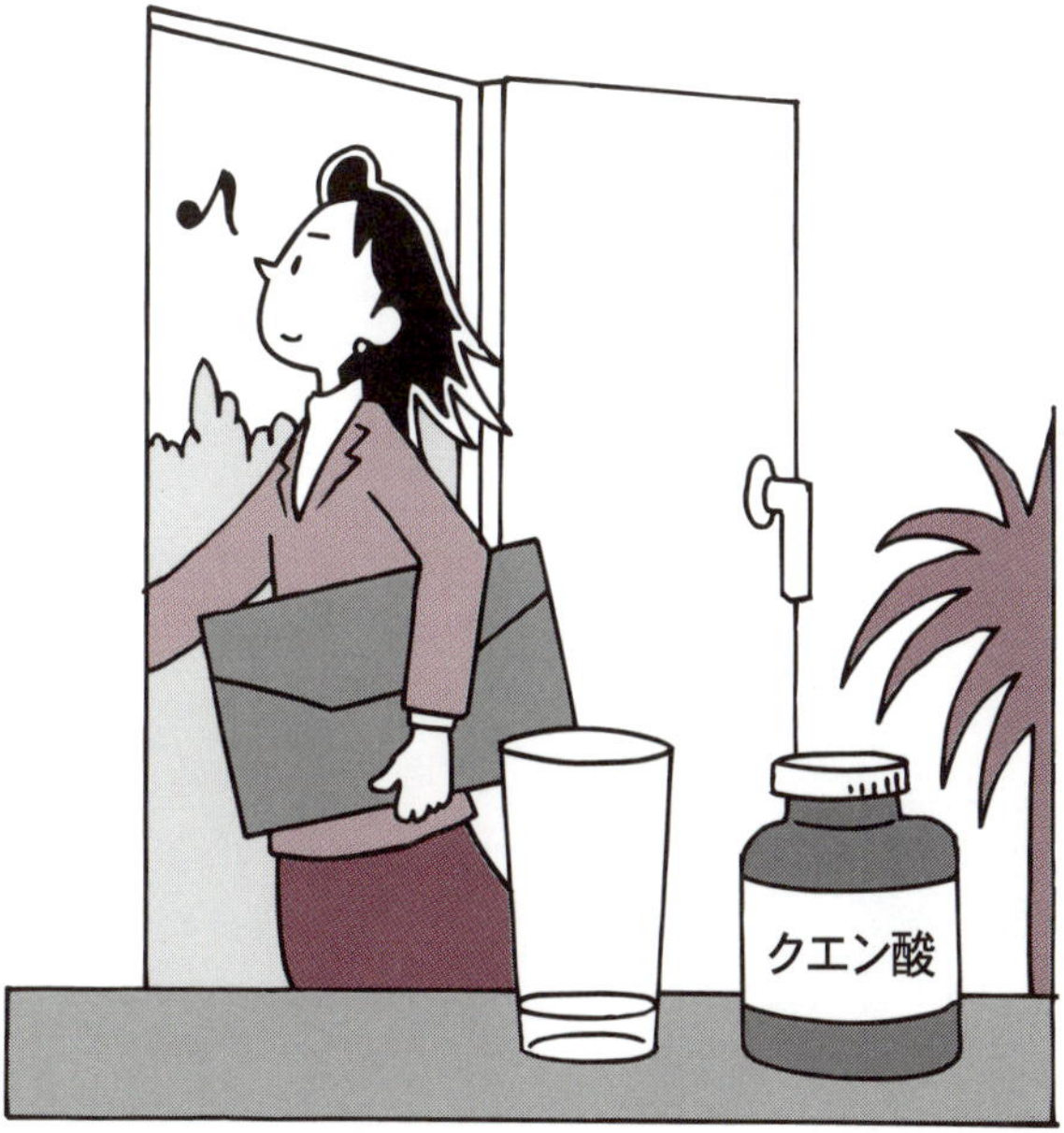

いつもクエン酸を

4 性ホルモンに絶大な効果あり

女性ホルモンと男性ホルモン

副腎から分泌される副腎皮質ホルモンは、70種類以上あります。先に述べたストレスの攻撃から身体を守るホルモンは、そのうちの一部分です。

副腎皮質ホルモンは、まず皮質と髄質に分けられ、その皮質の1つ目は身体の中に入ったウイルスなどの病原菌を退治する「鉱質ホルモン」で、第一層から分泌されます。このホルモンは身体で起こる炎症を促進するのを止めて、身体に侵入した病原菌を熱で弱らせ、白血球が退治するのを助ける働きをします。

炎症とは身体が病原体に感染したり、アレルギーなどで傷つけられたときに起こる複雑な防御反応のことです。

2つ目は第二層から分泌される「糖質ホルモン（糖質コルチロイド）」で、炎症を抑える働きをします。

3つ目は「性ホルモン」です。

ホルモンは身体を守る

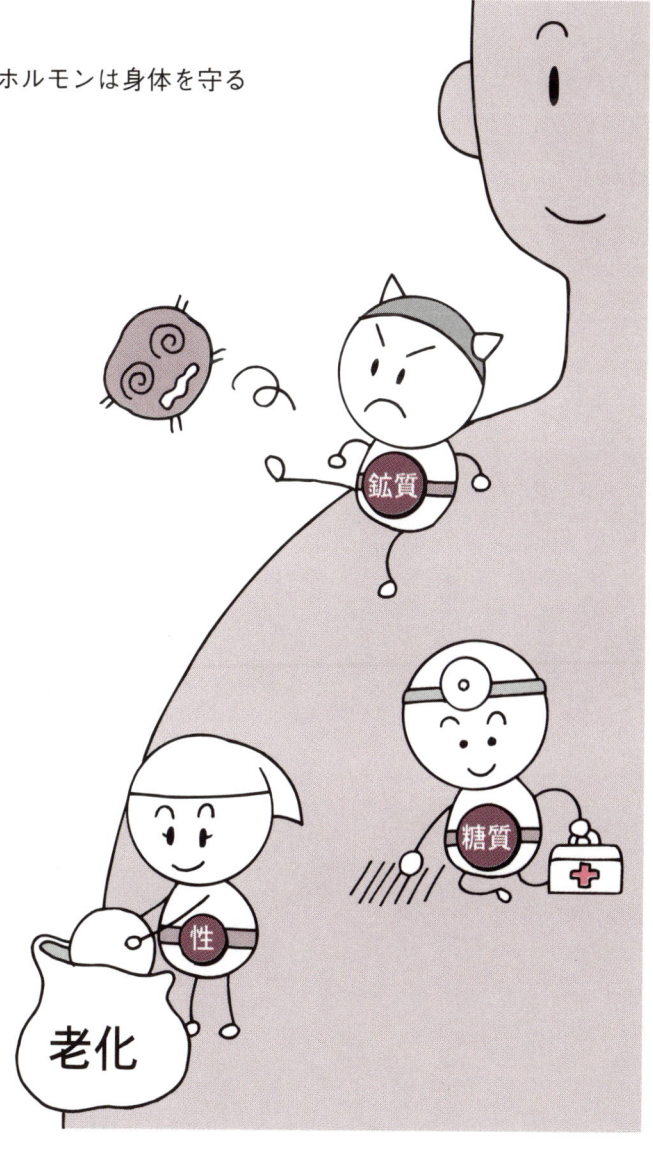

性ホルモンというと、妊娠だけに関係があると誤解しているひとも多いようですが、実は老化による身体機能の低下を補う働きがある、とても重要なホルモンなのです。

性ホルモンには、男性ホルモンと女性ホルモンがあり、ともに副腎皮質の第三層から分泌されます。この性ホルモンは、一般的に言われている男性らしさ、女性らしさをつくるものですが、すべての人間に両方のホルモンが備わっているのです。

たとえば、頭髪は女性ホルモンによるものですが、ひげや体毛は男性ホルモンが関係しています。頭髪の薄い男性でも体毛が濃いのは、女性ホルモンが少なく男性ホルモンが多いために起こる現象なのです。

性ホルモンは副腎皮質以外の場所でもつくられます。

男性ホルモンがつくられるのは睾丸にある精巣です。男性ホルモンは精子をつくる働きがあり、一生、分泌されつづけます。また、女性ホルモンが不足したときは、男性ホルモンから女性ホルモンに変化して分泌されます。

女性ホルモンは卵胞ホルモン（エストロゲン）と黄体ホルモン（プロゲステロン）に分かれています。女性ホルモンは卵巣でもつくられていますが、更年期になると卵巣からの分泌は止まってしまいます。つまり副腎皮質だけでしか、女性ホルモンはつくられないこ

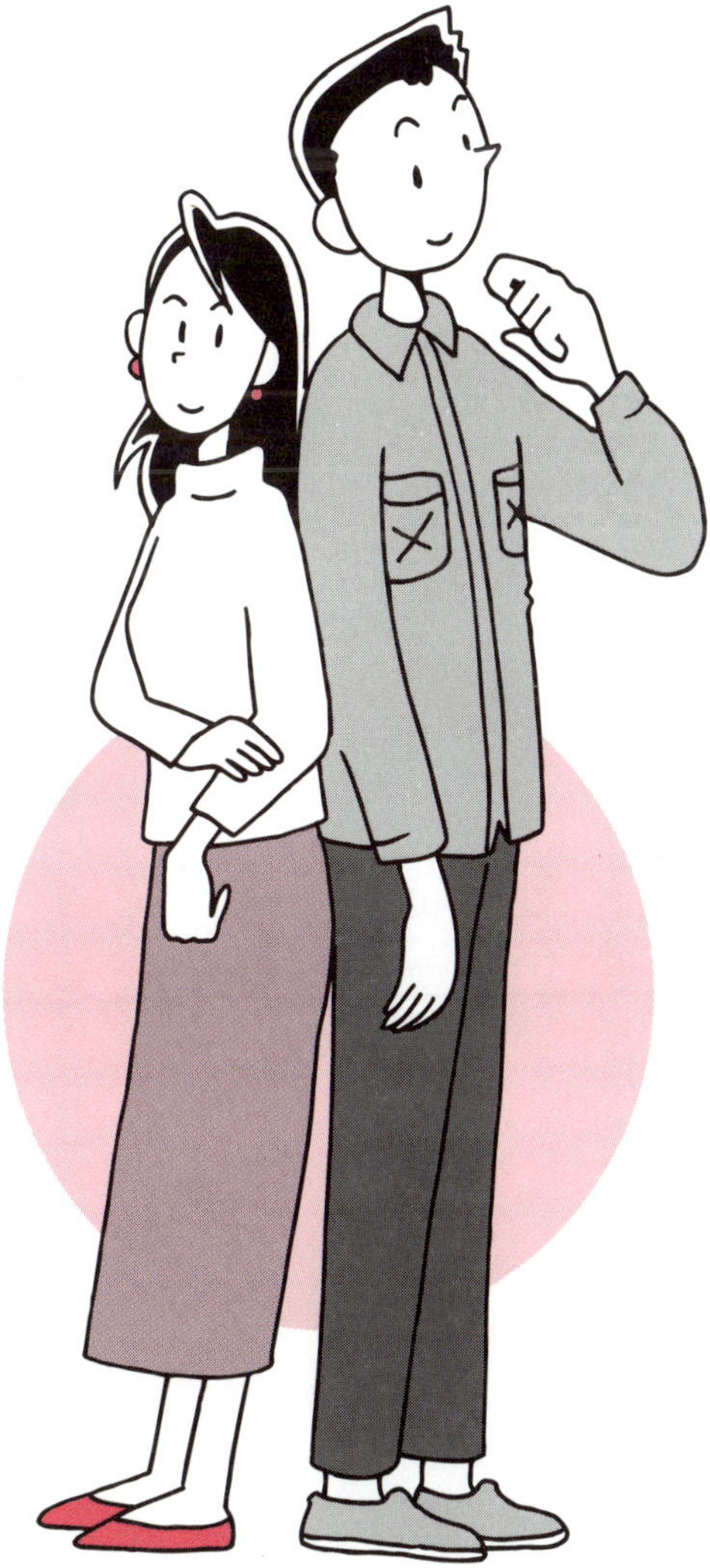

性ホルモンが男性らしさ、女性らしさをつくる

とになるのです。

クエン酸は性ホルモンになる

女性ホルモンの不足やバランスの乱れは、深刻な症状を引き起こし、日々の生活にも支障を来たします。

女性ホルモンの不足による婦人疾患で最も有名なのが更年期障害、そして骨粗鬆症でしょう。ともに閉経にともなう女性ホルモンの減少が深く関わってきます。

更年期障害は閉経から数年間に発症する確率が高く、自律神経失調症からくる様々な症状に苦しめられます。よく聞かれるのが、のぼせ、熱感、動悸、めまいなどで、そのほかにも頭痛や不眠、関節痛や発汗などを訴えるケースも多くみられます。

骨粗鬆症は骨量が減り、骨がスカスカの状態になる症状です。

男性は80歳前後から発症することが多いのですが、女性は閉経後から発症率が高くなります。ちょっと転んだだけでも骨折しやすくなるのが特徴で、骨折を機に寝たきりになることが多いので社会的な問題にもなっています。

骨粗鬆症はカルシウム不足と女性ホルモンの分泌低下の両方が関係してきます。運動不足も原因の1つです。

女性ホルモンが低下したときは、クエン酸をとってみることをお勧めします。

クエン酸は性ホルモンの材料になるからです。

とくに閉経後は、副腎皮質だけで女性ホルモンをつくっているので、副腎の働きを助けるクエン酸は、とても有効だということがわかります。

また、閉経前の方でも、女性ホルモンのバランスに効果があるクエン酸を積極的にとっていただければ、月経不順や月経痛を軽くする方向へ働きます。

もちろん、男性ホルモンを正常に分泌する効果もあるので、男性にもクエン酸は必要です。人間の身体は女性ホルモンと男性ホルモンの両方を必要としているので、そのバランスを整えることは重要なのです。

性ホルモンが正常に分泌されていれば、何歳になっても女性らしさ、男性らしさが保たれるということは、言うまでもありません。

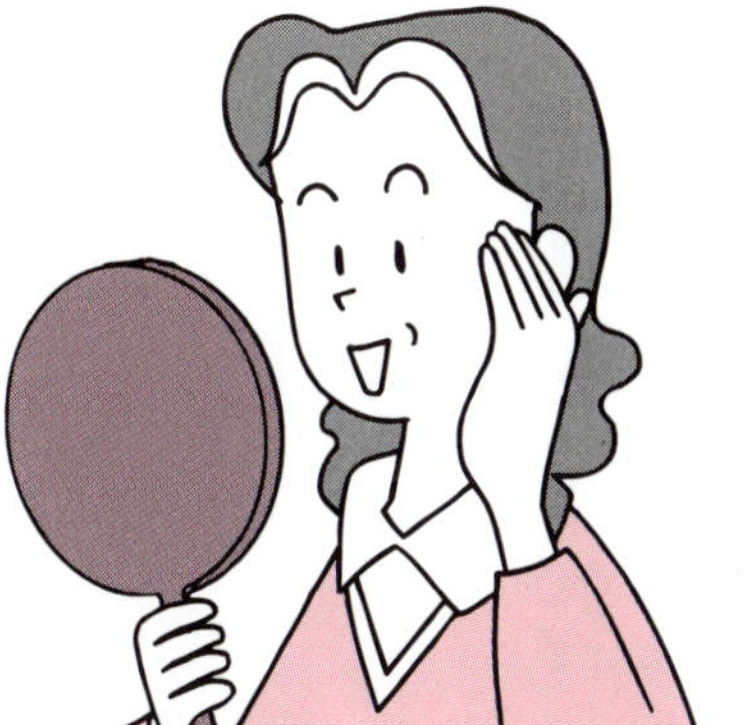

5 古くから大衆薬として病気を治した

聖徳太子も認めた!? クエン酸の驚異の効果

クエン酸を活用した健康法は、新鮮な響きがあるかもしれませんが、実はわが国では昔からその価値が認められ、愛用されてきた健康法なのです。

いつまでも健康で長生きしたいという願いは、人間なら誰もが持っていることでしょう。現代のように医学が発達しておらず、寿命が短かったころは、「何が健康によいか」というのは、とても大きな関心ごとだったのです。

その結果、健康維持の効果が認められて人々の注目を集めたのがクエン酸を含む食品です。西洋ではレモンが、中国や日本では梅または梅干がそれにあたります。ともに薬代わりに好んで食されてきました。

たとえばイギリスではかつて、遠征艦隊に大量のレモンを積んで行ったそうです。イギリスが世界中の良好な土地を手に入れ、大英帝国を築き上げたのも、レモンによるクエン酸効果が兵士たちの原動力を高めたのだと考えられます。

中国では梅を加工して、漢方などに用いられてきました。とくにガンや神経痛、胆石などの痛みに大きな効果を発揮しています。

日本でも梅または梅干が人々の健康を支えてきました。

梅の主成分は水分が80～90%、あとはたんぱく質と糖分、そして豊富なクエン酸です。

かの聖徳太子は家紋に橘を用いていたそうです。これは梅とともにクエン酸を多く含む橘の薬効と深く関係があったのではないかと思われます。

当初、梅の苗木は、遣隋使によ

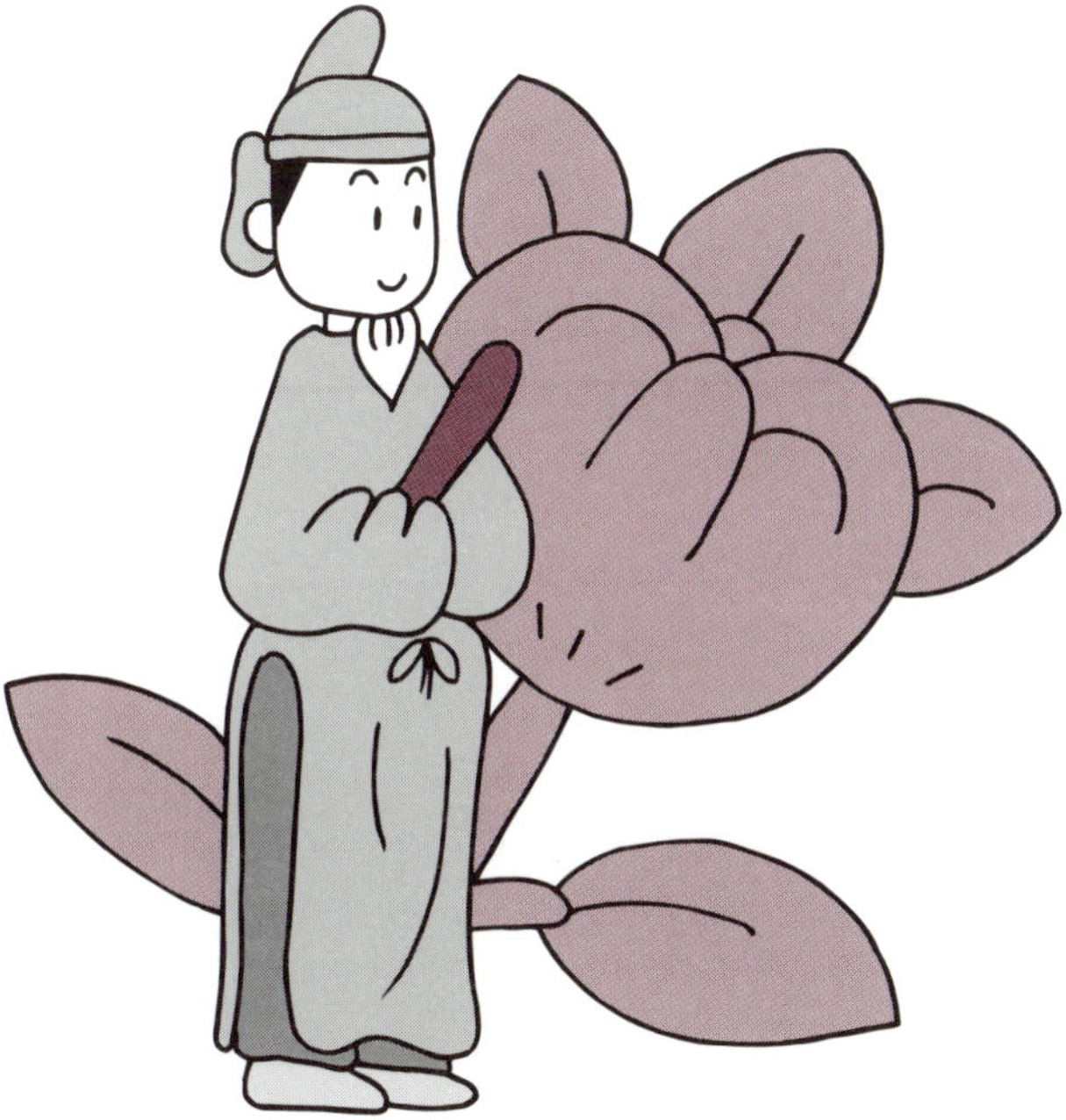

家紋の橘はクエン酸の薬効

って中国から日本に持ち込まれました。その後、長い年月を重ねて、今のような日本の土壌に合った、良質の実をつける品質に改良されていったのです。

梅の実を梅干にするようになったのは、平安時代から鎌倉時代のあたりだと言う説が有力です。臨済宗の開祖である栄西（えいさい）によって発明されたようですが、はっきりしたことはわかっていません。

ただ、保存が出来て殺菌効果がある梅干は、あっという間に庶民の間に広まり、今でも食欲がないときのおかずや、おにぎりの具、お弁当などに使われています。

クエン酸を多く含む梅干がコレラを治した

クエン酸を多く含む梅干が、これほどまでに私たちの生活に活用されてきたのは、美味しいというのはもちろんですが、やはり具体的な病気治療や予防の効果があったからです。

梅干や梅酢などの酸味があるものは、明治時代まで国民的な保健薬という扱いでした。たとえば、奈良時代の東大寺建立の際には、作業員たちに報酬の一部として食酢が与えられたとあります。

室町時代からは、兵士たちの疲労回復に用いられたり、生水を飲んだことで起きた腹痛の治療のために使われました。

また、江戸時代の初期に発行された『雑兵物語』には「命のあるうちは、梅干一つを大事にせよ」と書かれています。雑兵物語とは、下級兵士に実戦の際の心得を忘れさせないために書かれたものですが、いかに梅干が重要だったかがわかります。

ちなみに庶民の間に梅干が広まったのも江戸時代になります。

梅干によるクエン酸効果でさらに目を引くのは、コレラを退治したという事実でしょう。これはクエン酸の殺菌効果を裏付ける重要な証拠です。

日本では江戸末期に鎖国が終わり、アメリカのペリー提督によって開港することになりました。その後は西洋の文化が頻繁に国内に入ってきたのですが、コレラという恐ろしい

クエン酸の殺菌効果

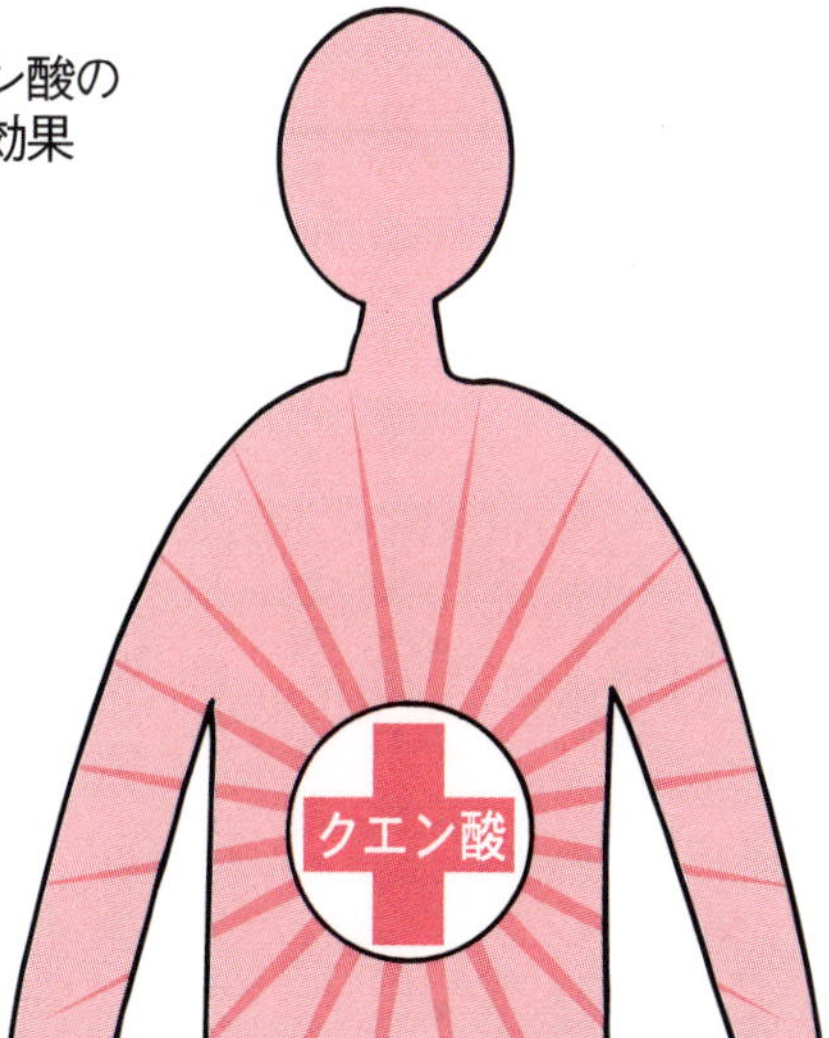

病原菌も、度々日本に上陸したのです。

コレラに感染するとコロリと死んでしまうということで、人々はこの病気を大変に恐れていました。ところが、梅干や梅酢を常用していた人はコレラにかかりにくく、たとえかかっても死なずに治ったのです。

コレラ菌はとくにクエン酸などの酸に弱いために、助かったのだと思われますが、これを聞いた人々は、いっせいに梅干や梅を買いあさったため、品切れになる店が続出したと言われています。

現在、わが国ではコレラに感染する心配はぐんと減りましたが、クエン酸はほかの病気にも効果的です。

明治時代に流行った赤痢や疫痢にかかったときも、梅干を毎日食べて回復させたという記録があるようです。

もちろん、毎日梅干を食べるというのでも効果はありますが、梅干は食べ過ぎると塩分過多になる危険もありますし、食が進んでご飯を食べ過ぎるなどの恐れもあります。

効果的にクエン酸を摂取するなら、梅干よりもクエン酸そのものをとりましょう。

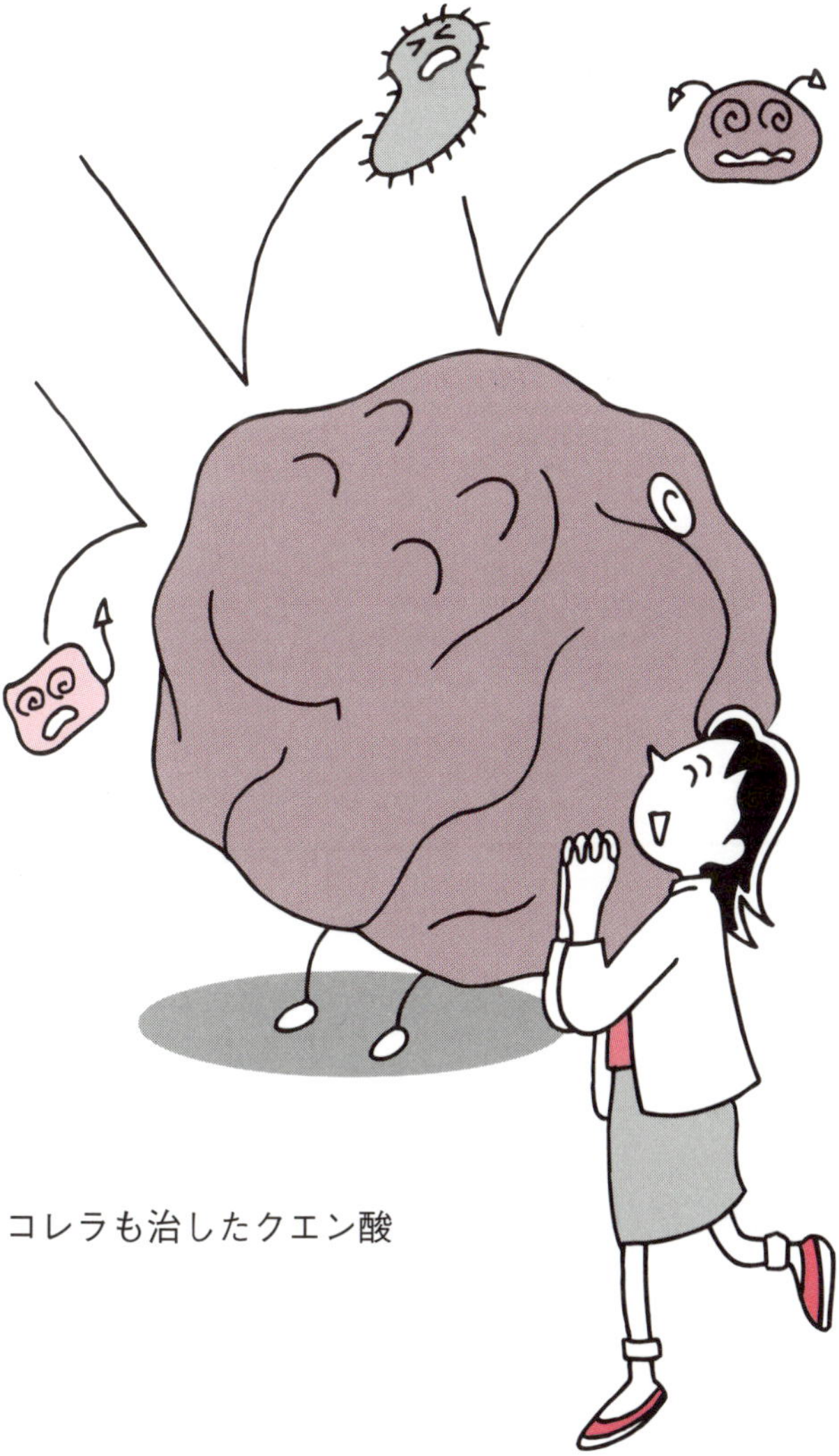

コレラも治したクエン酸

6 クエン酸で胃が丈夫になる

クエン酸は胃液の代わりにもなる

世の中には、「酢は胃に悪い」とかたくなに信じているひともまだいるものです。とくに胃の弱いひとは、酢を敬遠されています。

胃の調子が悪いと感じる方の中には、胃液の分泌が減少しているということが少なくありません。胃液の分泌が不足すると、当然消化不良になるので、結果的にいろいろな不快感が現れるのです。

胃の中に飲食物が入ると、胃腺から胃液が分泌されます。胃液と混ざった飲食物は体温と同程度の温度になり、胃酸によって殺菌されるのです。胃液の分泌が少ない方は、飲食物の殺菌が中途半端になるので、下痢を起こしやすくなります。

クエン酸には、少なくなった胃液の代わりに飲食物の殺菌を行う働きがあります。しかも胃液の代わりをするだけでなく、胃腺を刺激して胃液の分泌を促す働きもあるのです。

また、ビタミン類は小腸で消化されるのですが、クエン酸は胃に入っているビタミン類

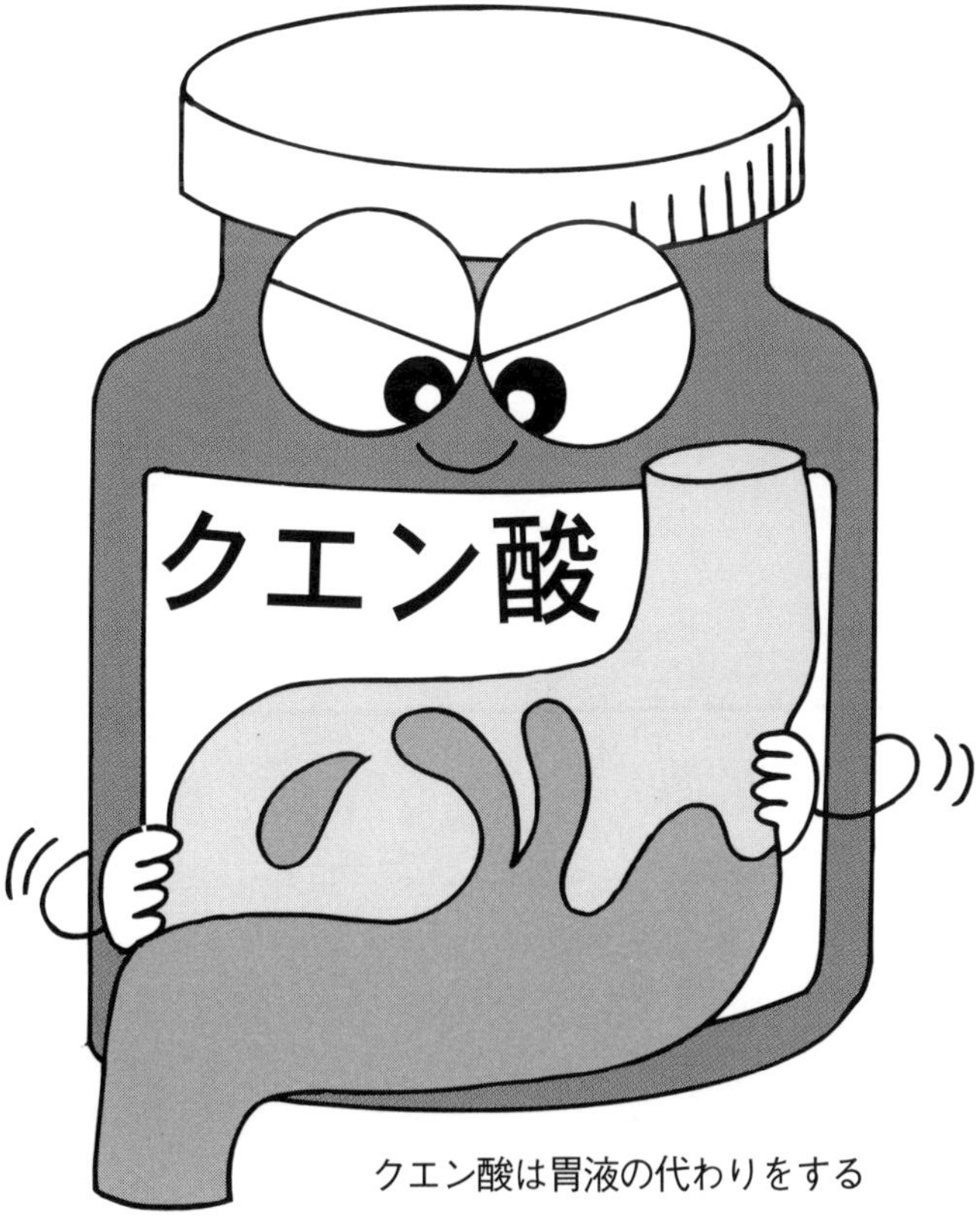

クエン酸は胃液の代わりをする

を保護して破壊されるのを防いでくれます。とくにビタミンB_1とビタミンCはアルカリ性に弱いので、小腸にたどりつくまで破壊を防ぐ必要があります。しかし、一部は破壊されますが、現実には服用すると、それらの疾患が治るので、たとえ一部破壊されても吸収されているものと思われます。

ビタミン類だけでなく、胃液が少ないと鉄分の吸収も悪くなるのですが、クエン酸を飲めば鉄の吸収をよくして貧血を防いでくれるのです。

実は胃液の分泌量はカルシウムの吸収にも影響を及ぼしているのです。

かつては、酸はカルシウムを排泄するので骨や歯に有害だと考えられていましたが、それは間違いであることが現在ではわかっています。

カルシウムは胃の中で酸化されてから、十二指腸や小腸上部で吸収されます。この吸収はカルシウムが酸化されているうちに行われなければなりません。ところが、胃液が少ないと酸化は不十分なので消化吸収できなくなって便に流れてしまいます。

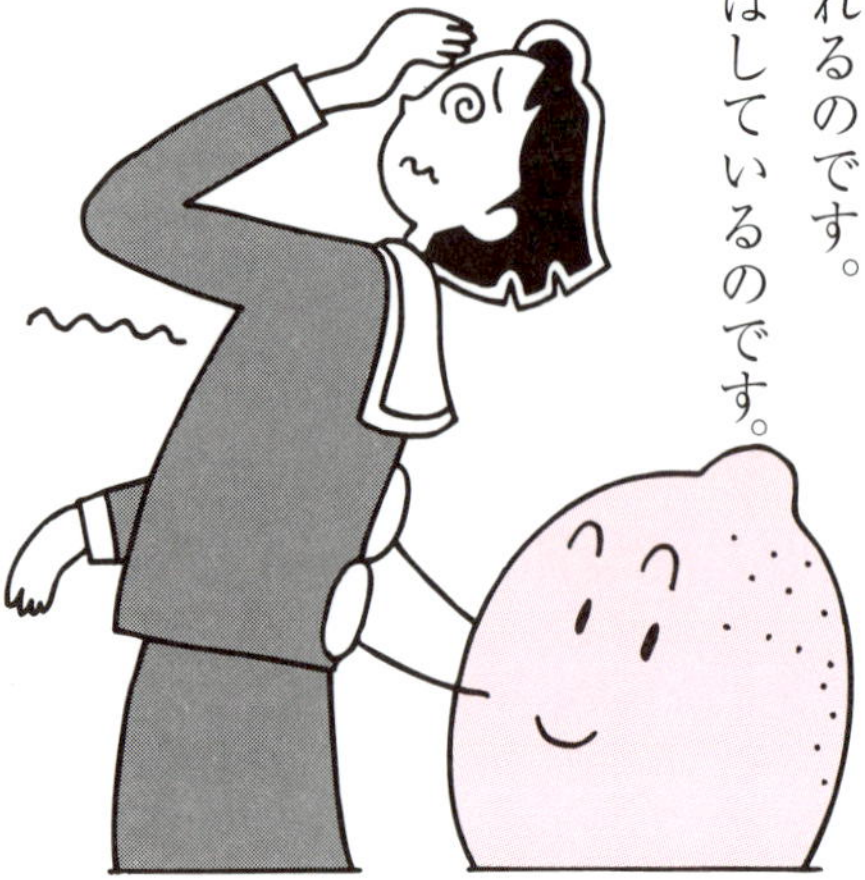

クエン酸は、胃の中でカルシウムが酸化するのを助けてくれるため、腸壁からの吸収がしやすくなります。これは骨粗鬆症の予防にもぴったりです。

昔、定説として信じられていたことが、事実とまったく正反対だったのです。

ストレス性の胃弱ならクエン酸が最適

それでは逆に胃酸が多いひとはどうしたらいいのでしょう。

酢や酸味の強いものをとらないひとの中には、胸焼けの症状を患っているひとが多くいます。酢やクエン酸が胸焼けを悪化させるのではと心配されているようですが、それは間違いです。

胸焼けの原因の一つには胃酸過多症があります。

胃酸過多症は、食後2、3時間くらいに胃の辺りに不快感を感じたり、胸焼け、げっぷ、胃の痛みなどが起こるものです。胃液の酸が過剰に分泌していることが原因です。

油分や脂肪分の多い食事をした後に発症することが多く、ストレスや、アルコールの飲みすぎ、辛いもののとりすぎなども関係しています。

ただし、胃酸過多症だけが胸焼けの原因ではありません。

手術で完全に胃を取ってしまったような場合でも胸焼けが起こることはありますし、胃液の酸が低くても胸焼けを起こす可能性はあります。お水を大量に飲んだだけで、胸焼けを起こすこともあるのです。

酸を控えれば胸焼けがおさまるとは、一概には言えません。

胸焼けの原因は、胃酸過多よりも食道炎や胃炎にもあります。また、ストレスや疲れなどから来ることもあるため、胃をいたわることと並行して、ストレス対策をしましょう。

ストレスや疲れの特効薬なら、クエン酸以上のものはありません。

ただし、慢性的に胃の調子が悪いひとは、まず食後などに少しずつ飲むようにするといいでしょう（詳しい飲み方は、第4章をご覧ください）。

胃潰瘍や十二指腸潰瘍と診断された方でも、クエン酸を飲んでいるひとは大勢います。むしろ、ストレスによる体調不良が緩和されたため、病気の回復にも効果があったと聞いています。

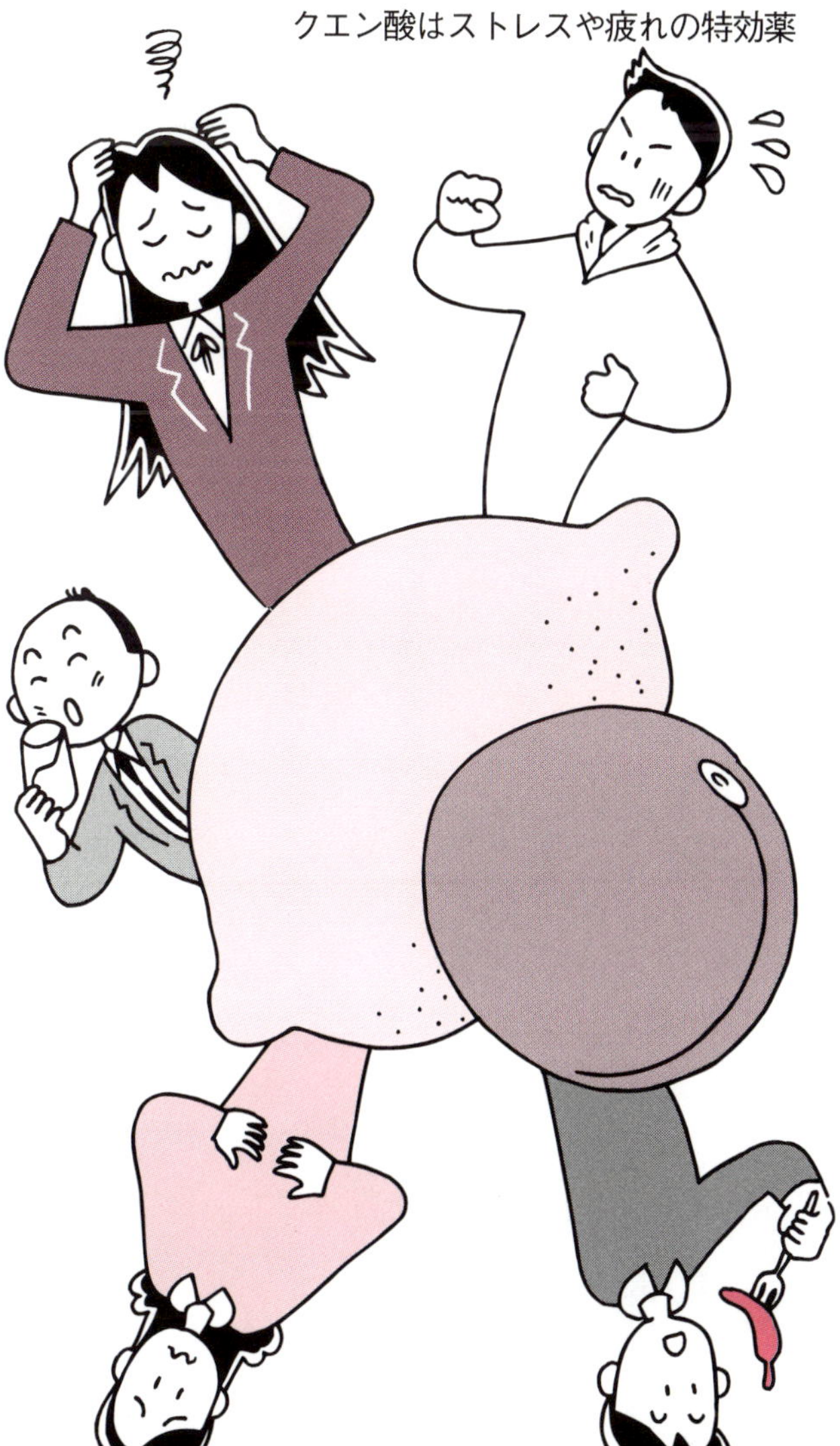
クエン酸はストレスや疲れの特効薬

第2章

クエン酸を飲んで疲れ知らず

1 疲労のすべては乳酸にあった

疲労には急性疲労と慢性疲労がある

私たちは長時間または短時間でも集中して仕事や勉強をすると、その後にどっと疲れが出ることが多々あります。また、スポーツや趣味を楽しんだ後でも、心地よい疲労感が残るものです。

疲労というのは、全体的または部分的に身体を酷使することで出てきます。一般的な身体の疲労だけでなく、眼の疲れや内臓の疲れなども同じです。

一口に疲労と言っても、その種類は様々です。

まず、全身に疲れが出る『全身疲労』、主に筋肉の疲労を指す『身体的疲労』、そして、脳や神経の疲れである『精神疲労』です。

さらに『急性疲労』、『慢性疲労』とに分けることもできます。

急性疲労は運動の途中や運動が終わった後に出てきます。たいがいは、一晩ぐっすり眠ったり、何日間か激しい運動をやめてゆっくり休むことで回復します。

反対にいくら休養しても、まったく回復をしないようなしつこい疲れを慢性疲労と呼んでいます。これは、最初の疲労が回復し切らないうちに、次の疲労がたまったことで起こります。厚生労働省の研究班では、半年以上続く自覚的な疲労感すべてを慢性疲労としています。

ちなみに慢性疲労と、慢性疲労症候群とはまったく別のものです。

慢性疲労症候群の場合は、専門医による治療が必要です。しかし、一般的な疲労なら、自分自身で回復できます。

それは、疲労の原因が解明されているからです。

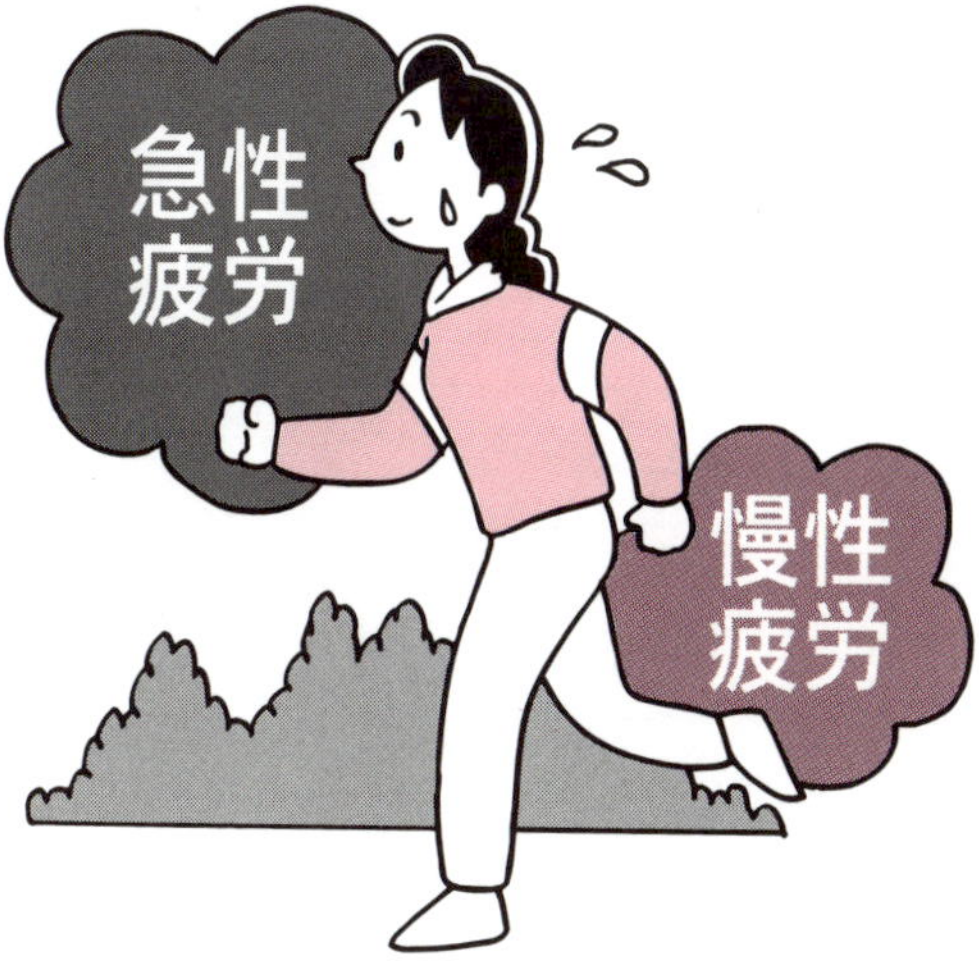

2 疲れたときにはクエン酸

ノーベル賞を受賞したクエン酸サイクル

ここで、クエン酸がなぜ疲労物質の乳酸を取り除く働きがあるのか、説明しましょう。

これには『クエン酸サイクル』という、食物から摂取する栄養素の分解システムが関係してきます。クエン酸サイクルは、イギリスのクレブス博士が発見したため、別名『クレブスのサイクル』と言われています。

この学説は１９３７年に発表されましたが、非常に高い評価を受け、１９５３年、クレブス博士はリップマン博士と共にノーベル賞を与えられました。

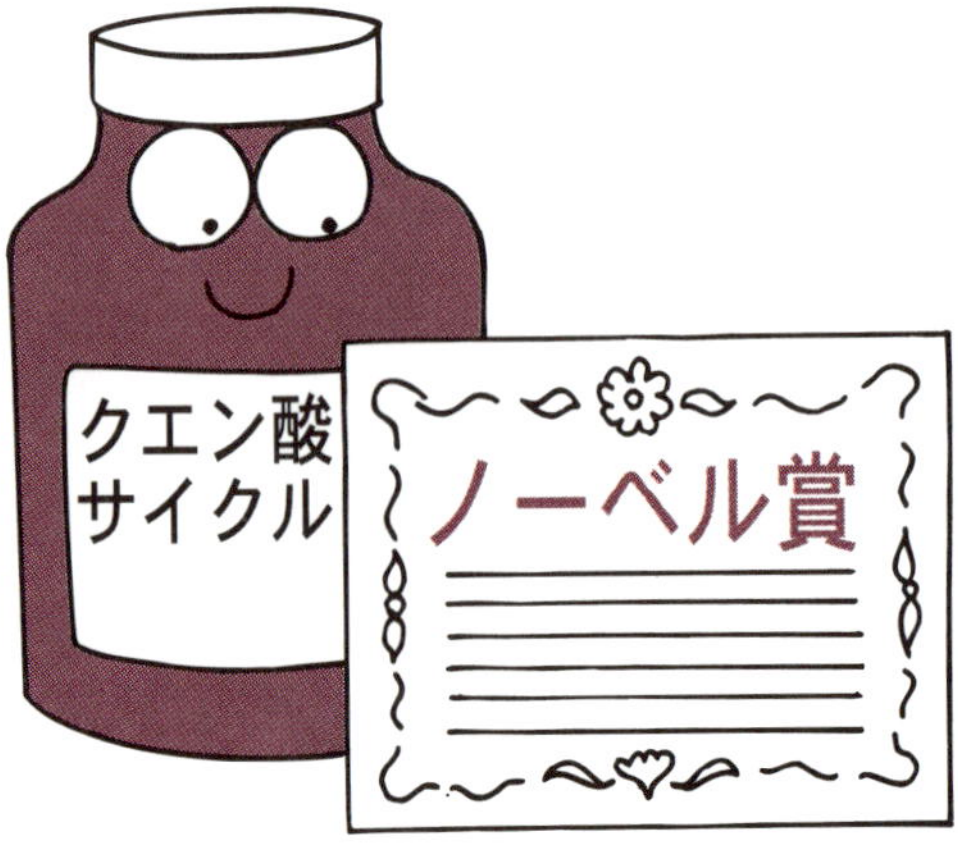

私たちが摂取した食物は、身体の中で栄養素が取り出されて吸収されます。このとき、炭水化物はブドウ糖に、タンパク質はアミノ酸に、油分はグリセリンと脂肪酸になります。それぞれ、体内で消化吸収される器官は違いますが、最終的には二酸化炭素（炭酸ガス）と水に分解されて体外に排出されます。

クエン酸サイクルは、その過程を明確にしたものですが、とくに二酸化炭素と水に分解される前の過程が重要になるのです。

ここでは疲労物質・乳酸を産出

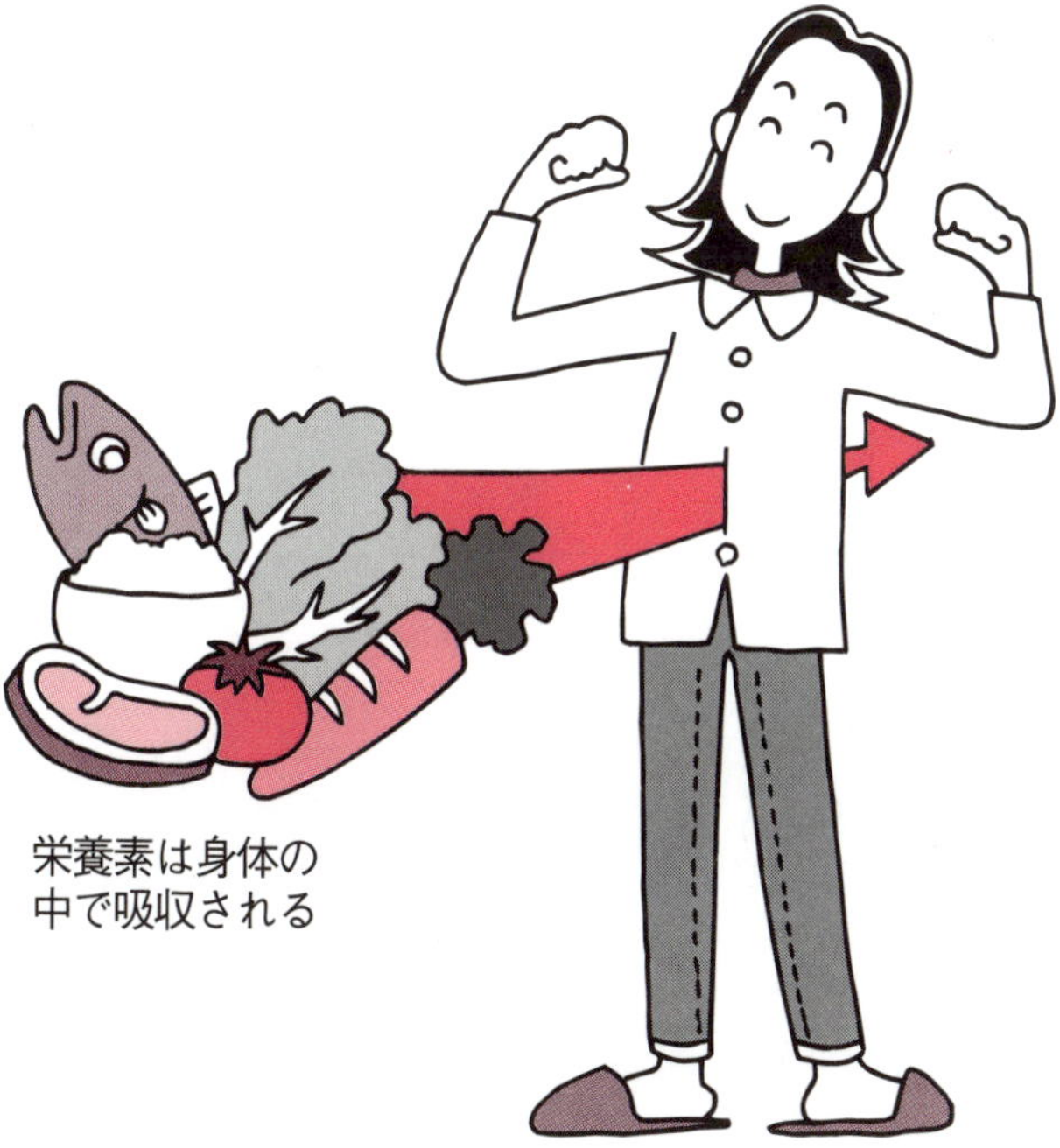

栄養素は身体の中で吸収される

する炭水化物に、焦点を当てて見ていきたいと思います。

炭水化物はまずでんぷんに分解されます。そしてブドウ糖に分解された後に、焦性ブドウ酸という毒性の物質を産出します。

焦性ブドウ酸は身体をしびれさせる働きがあり、これが体内にたまると発症するのが脚気です。焦性ブドウ酸に水素がつくと乳酸になります。乳酸にならなかった焦性ブドウ酸は、クエン酸に変わり、クエン酸サイクルに取り込まれていくのです。

クエン酸サイクルでは、クエン酸、アコニット酸、イソクエン酸、アルファ・ケト・グルタル酸、琥珀酸、フマール酸、林檎酸、オキザロ酢酸と順次、それぞれの酸に変化していき、再びクエン酸に変わります。各種酸に変化する過程でＡＴＰ（アデノシン三燐酸、熱エネルギーのこと）と水、二酸化炭素が生まれるのです。

ちなみにタンパク質はオキザロ酢酸とアルファ・ケト・グルタル酸から取り込まれ、油分はアルファ・ケト・グルタル酸からクエン酸サイクルに取り込まれます。

このように循環していろいろな酸に変化し、また、クエン酸に戻ることからクエン酸サイクルと名づけられました。

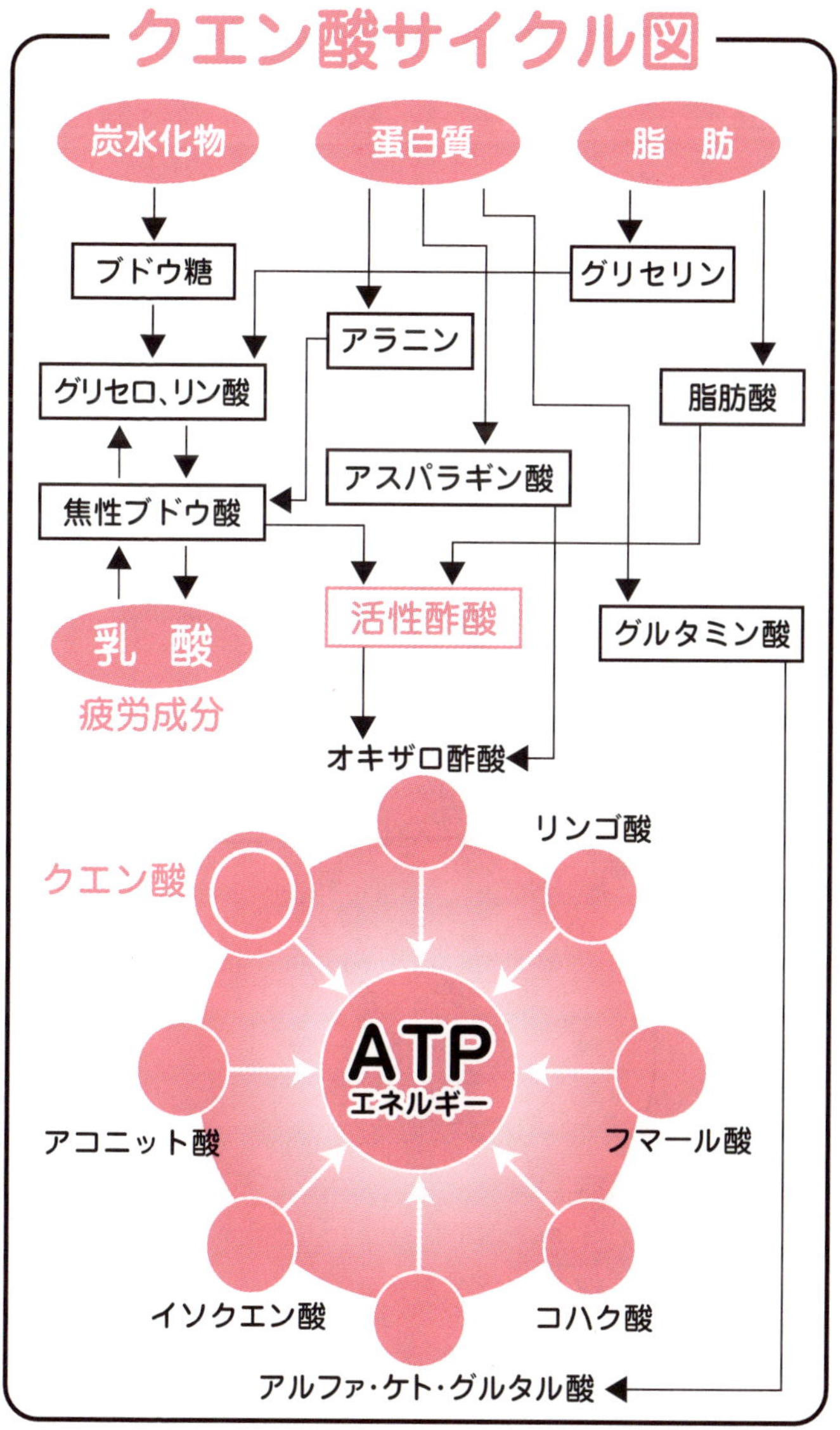
クエン酸サイクル図
炭水化物
蛋白質
脂 肪
ブドウ糖
グリセリン
アラニン
グリセロ、リン酸
脂肪酸
アスパラギン酸
焦性ブドウ酸
活性酢酸
グルタミン酸
乳 酸
疲労成分
オキザロ酢酸
リンゴ酸
クエン酸
ATP
エネルギー
アコニット酸
フマール酸
イソクエン酸
コハク酸
アルファ・ケト・グルタル酸

疲労物質『乳酸』が発生するシステム

疲労回復のカギを握っているのは、体内で発生される『乳酸』という物質です。では、疲労物質『乳酸』は、体内でどのように発生するのでしょうか。

私たちは、活動に必要なエネルギーの素・ブドウ糖を食物から摂取しています。ブドウ糖になるのは、ご飯やパン類、菓子類などに含まれている炭水化物です。炭水化物は糖質とも呼ばれています。

糖質には多糖類（デンプン、グリコーゲン）、少糖類（麦芽類、ショ糖、乳糖）、単糖類（ブドウ糖、果糖、ガラクトース）がありますが、単糖類にまで分解されてから、私たちの身体に消化吸収されます。

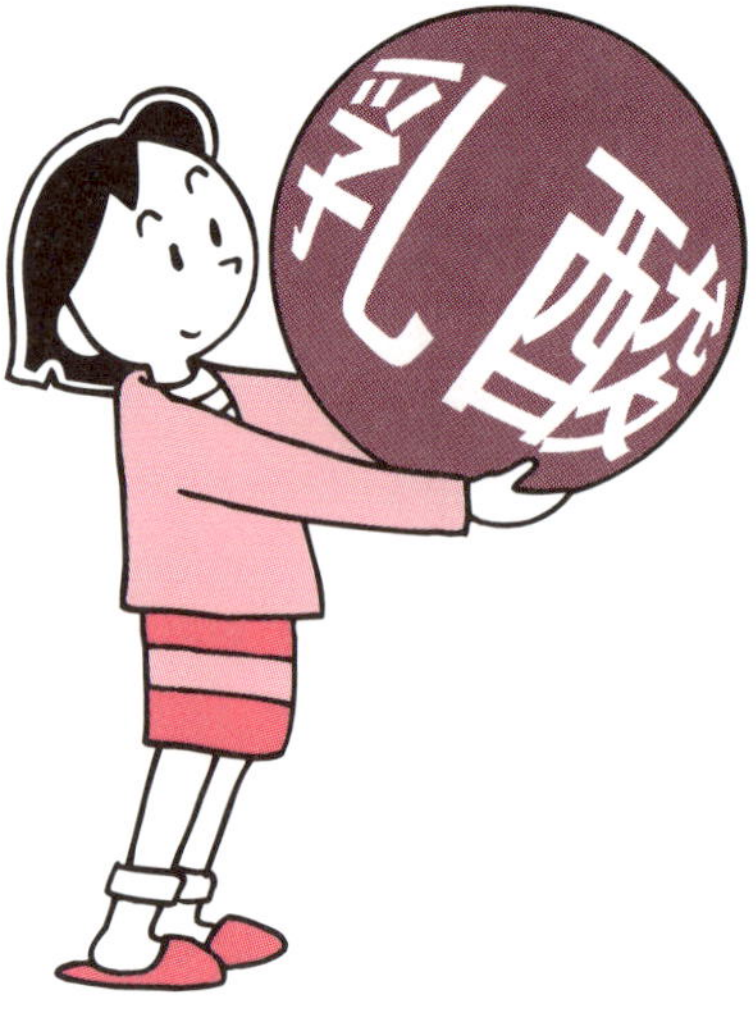

炭水化物はまず、口の中で唾液と混ざり、胃を通って十二指腸へ送られ、次に膵臓から分泌されるアミラーゼと混ざると、ブドウ糖や麦芽糖などに分解されるのです。

ブドウ糖は、エネルギーとして燃焼されます。燃焼されたブドウ糖からは、焦性ブドウ酸（ピルビン酸）と乳酸が生まれ、最終的に無毒の炭酸ガス（二酸化炭素）と水になって、体外に排出されます。

この乳酸が疲労を感じさせる物質なのです。その後、乳酸が分解されれば問題はありませんが、分解されないまま体内に残ると、私

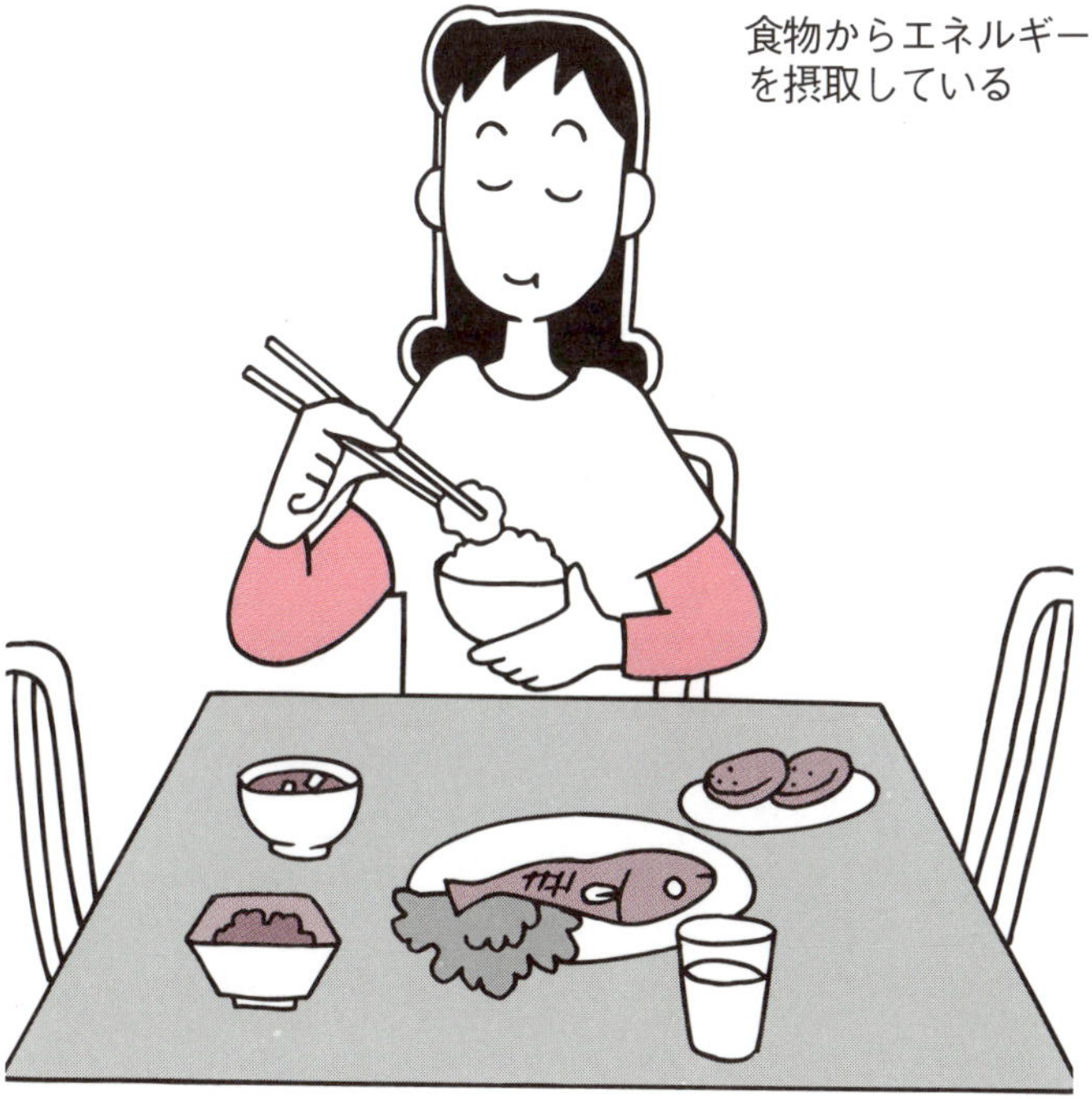

食物からエネルギーを摂取している

たちは疲労を感じることになります。

乳酸は、主に筋肉の組織などに蓄積されます。そして肩の部分にたまると肩こりになり、腰にたまると腰痛の原因になるのです。

運動に無酸素運動と有酸素運動があることは有名でしょう。

乳酸は、無酸素運動を行ったときに蓄積される性質があります。

無酸素運動は重量挙げや筋力トレーニングなど、酸素を取り込まない運動のことです。瞬間的に息を止めて大きな力を発揮する特徴があるため、無酸素運動と言われています。反対に、有酸素運動はウォーキングや軽いジョギング、水泳などを指します。比較的長く行える運動で、酸素を取り込みながら行うのです。

体脂肪を燃焼し、健康効果を上げるのは、有酸素運動の方が有利だと言われています。

疲労感をなくすには筋肉組織にたまった乳酸を速やかに分解させなければなりません。ところが、クエン酸が体内に入ると、乳酸が分解されるサイクルが活発になり、体内に蓄積されなくて済むのです。

つまり、どんなにしつこい疲労でも、クエン酸さえ飲めば、きちんと解消されることになります。

疲れたときはまず、クエン酸を飲みましょう。

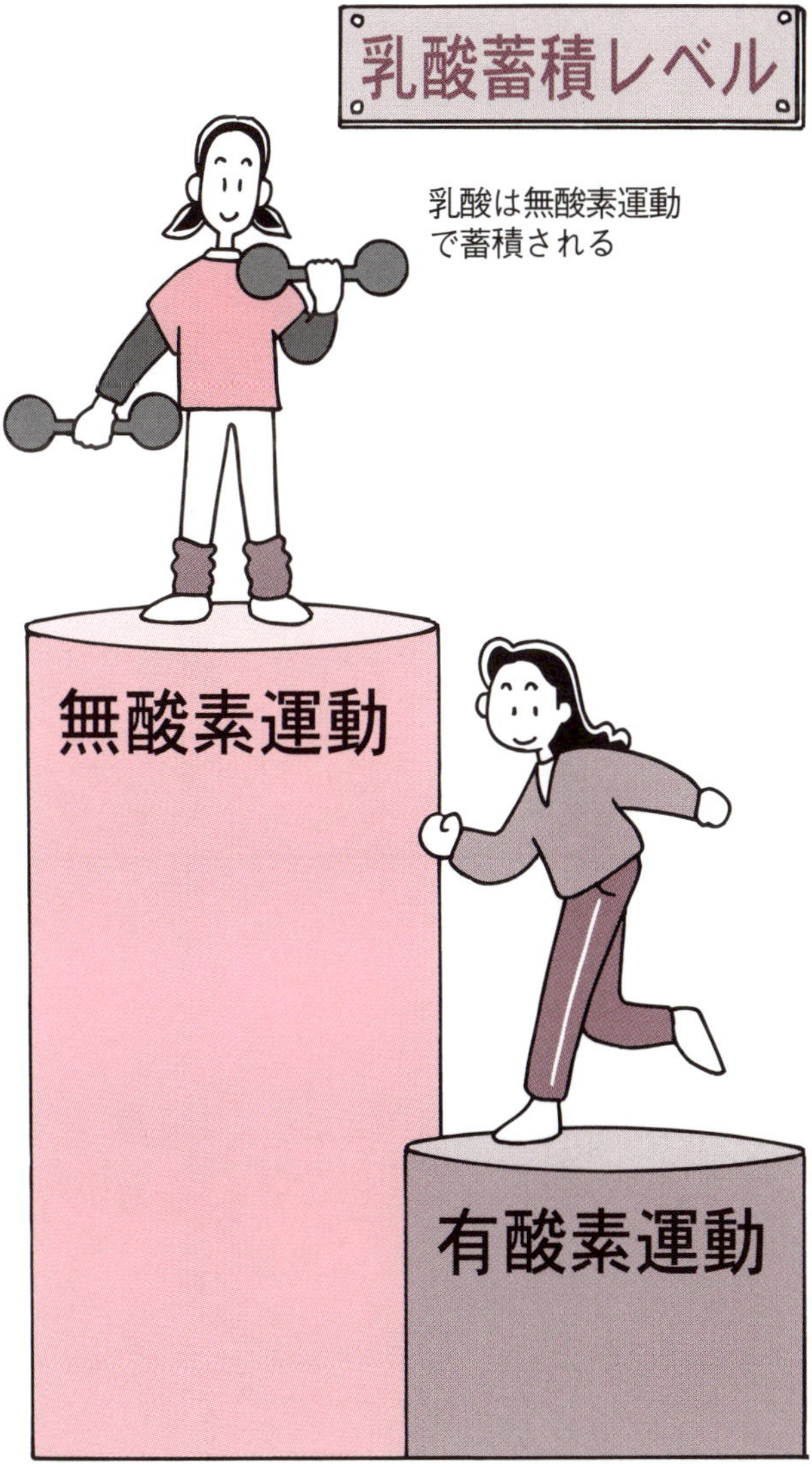
乳酸蓄積レベル
乳酸は無酸素運動
で蓄積される
無酸素運動
有酸素運動

クエン酸が加わると乳酸が消滅する

毒性のある焦性ブドウ酸が、クエン酸サイクルに取り込まれるには、酵素とビタミンB群の力が必要です。この場合の酵素は潤滑油の働きをしており、生体触媒とも言われています。

クエン酸サイクルに取り込まれた焦性ブドウ酸は、オキザロ酢酸と縮合して、クエン酸から順に変化していくのです。このときオキザロ酢酸が少ないと、このサイクルはスムーズに回らないため、乳酸が増加します。

けれどもここでクエン酸を加えると、サイクルの循環がスムーズにいって焦性ブドウ酸の分解が促進されます。焦性ブドウ酸が分解されるということは、乳酸の産出が減少することです。

乳酸には血液を酸性にする作用があるため、病気にかかりやすくなります。

また、乳酸が体内にたまると、筋肉が硬くなって痛くなります。これが、乳酸が疲労物質とされる所以です。とくに酷使している部分、例えば肩や腰などにたまると『肩こり』『腰痛』として現れるのです。

痙攣（けいれん）や死後硬直も乳酸の仕業です。疲れがたまっているときに尿が濁ったように見えることがありますが、実はこれも乳酸なのです。

体内にたまった乳酸を速やかに取り除くには、クエン酸を摂取するとともに、体内の血流をよくすることも必要です。血流がよくなれば、老廃物も血液の流れに乗って、排出されやすくなるからです。

この場合、入浴などで身体があったまった後に、マッサージを行ってみましょう。身体の硬くなった部分がほぐれて、血流がよくなるはずです。また、軽いストレッチ体操を生活に取り入れるのもお勧めです。

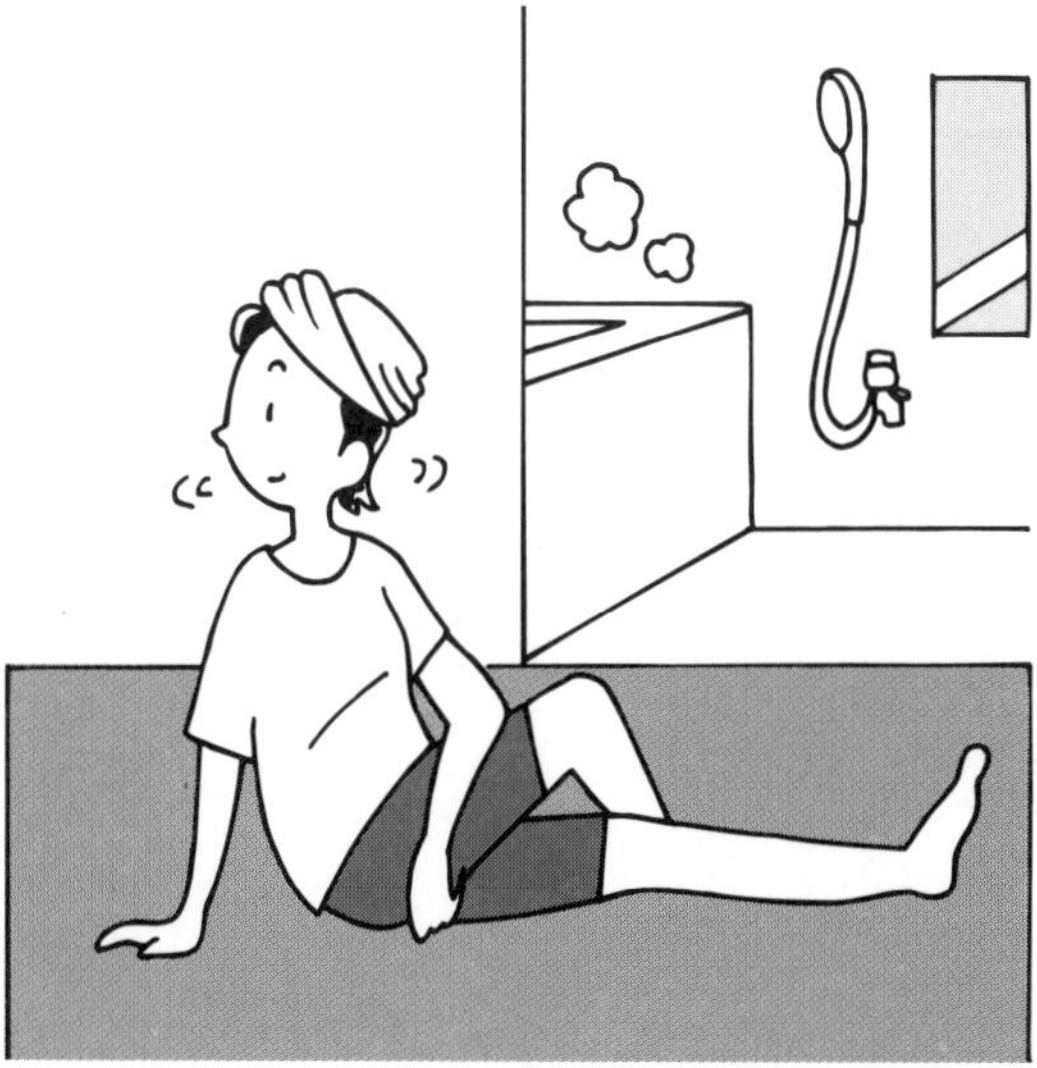

3 クエン酸サイクルをスムーズに回すビタミン

クエン酸サイクルが疲労物質である乳酸を解消するシステムは、もうおわかりいただけたでしょう。

クエン酸サイクルを正常に回すためには、クエン酸の存在は必要不可欠です。しかし、クエン酸だけとっていればいいのかというと、実はそうではないのです。

クエン酸サイクルが回転するためには、絶対に必要なものは、酸素とビタミンB_1なのです。もちろん、酵素もなくてはなりませんが、乳酸がたまると人間は疲れを生じます。そのために休みをとります。そうすると、乳酸はふたたび、焦性ブドウ酸に逆戻りして、その横でぐるぐる回っているクエン酸サイクルに取り込まれて燃え尽きていくのです。そのため、乳酸が減ってきて疲れが解消してくるのです。

ビタミンB群が重要

また、潤滑油の働きをする酵素とビタミンB群が欠かせません。

酵素は身体の中に存在していますが、ビタミンB群は食物から摂取しなければならないので、日ごろから不足させない努力が必要です。

ビタミンB群のなかでも、最も大きな働きをしてくれるのがビタミンB_1なのです。

クエン酸サイクルを回す酵素には『カルボシキラーゼ』がありますが、このカルボシキラーゼの働きを助けるのがビタミンB_1で、助酵素または補酵素とも言われています。

ビタミンB_1を多く含んでいるのは、うなぎや豚肉です。

豚肉ならヒレ肉、モモ肉、ロース、生ハムとどれでも結構です。

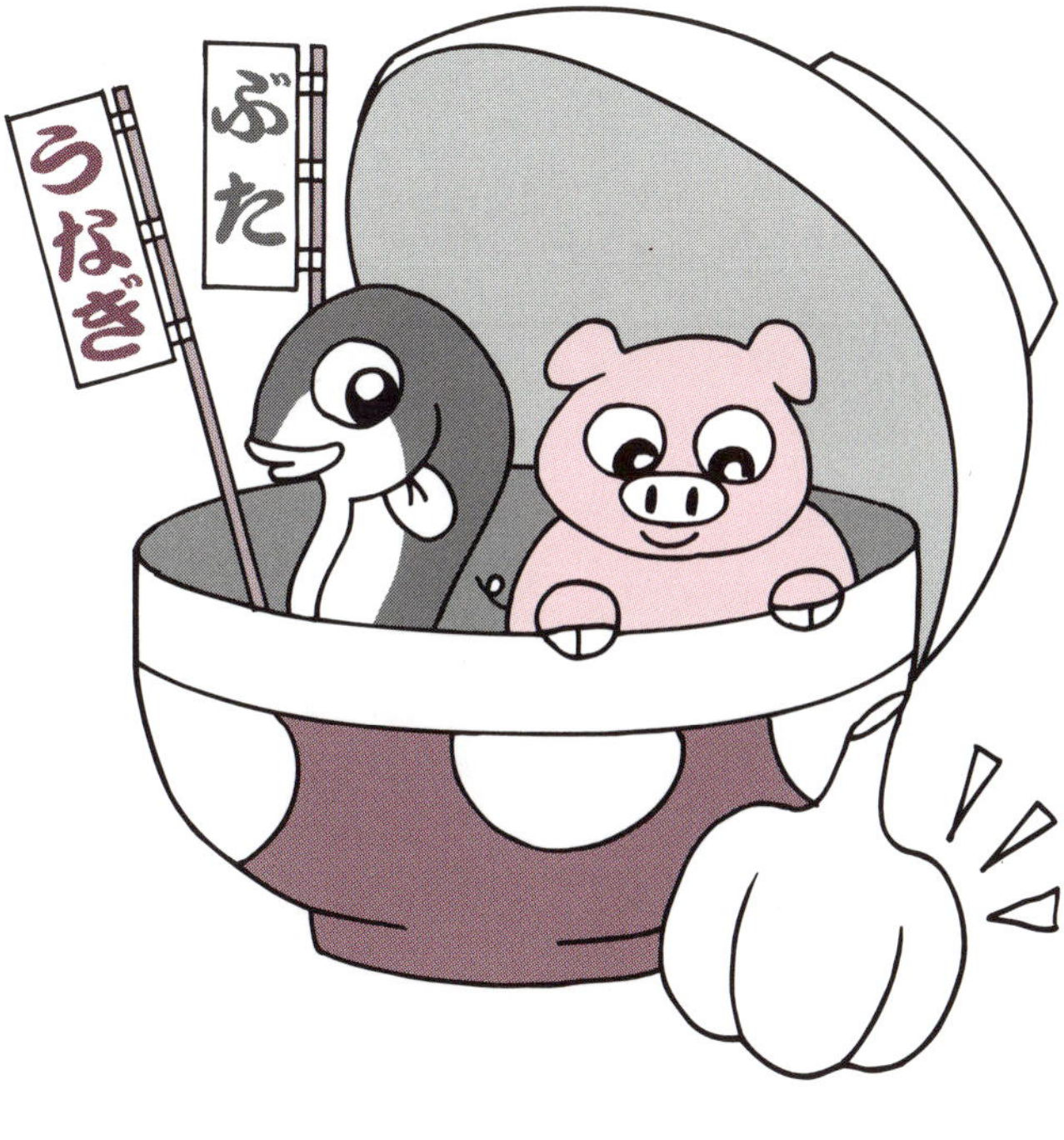

さらに、ビタミンB_1をとる時は、一緒にニンニクやネギなども食べると効果が高まることがわかっています。

ただしビタミンB_1には水に溶けやすく、熱に弱いという弱点があります。つまり、調理によって失いやすいので、その分、多めにとってください。

白米に玄米や胚芽米を混ぜて食べると、ビタミンB_1の効果が増加します。

ビタミンB_1に続いて重要なのがビタミンB_2です。

ビタミンB_2は、アミノ酸代謝に必要とされており、皮膚や髪、粘膜の健康を守ります。不足すると、口唇炎や口角炎などを起こし、目の粘膜にも障害が現れます。

熱による損傷はさほどありませんが、日光やアルカリには弱い特徴があります。

ビタミンB_2を多く含む食品は、ヤツメウナギやうなぎの蒲焼、カレイ、ドジョウ、豚レバー、牛レバー、鶏レバーなどです。また、生わらびやアボガド、モロヘイヤなどにも多いことがわかっています。

ビタミンCとDも忘れずに

ビタミンCとビタミンDも、クエン酸サイクルを回すのに重要な働きをしています。

ビタミンCは美白効果が高いので、美容に関心がある女性にはおなじみの栄養素ではないでしょうか。

ビタミンCが不足すると風邪をひきやすくなるだけでなく、壊血病にもなりかねません。壊血病とは、皮下組織や関節、歯茎などから出血しやすくなるという怖い病気です。

もちろん、メラニン色素の生成を抑えられなくなるので、日焼けがいつまでも残ったり、シミ・ソバカスができやすくなる、肌の張りが失われるなど、美容面にも大

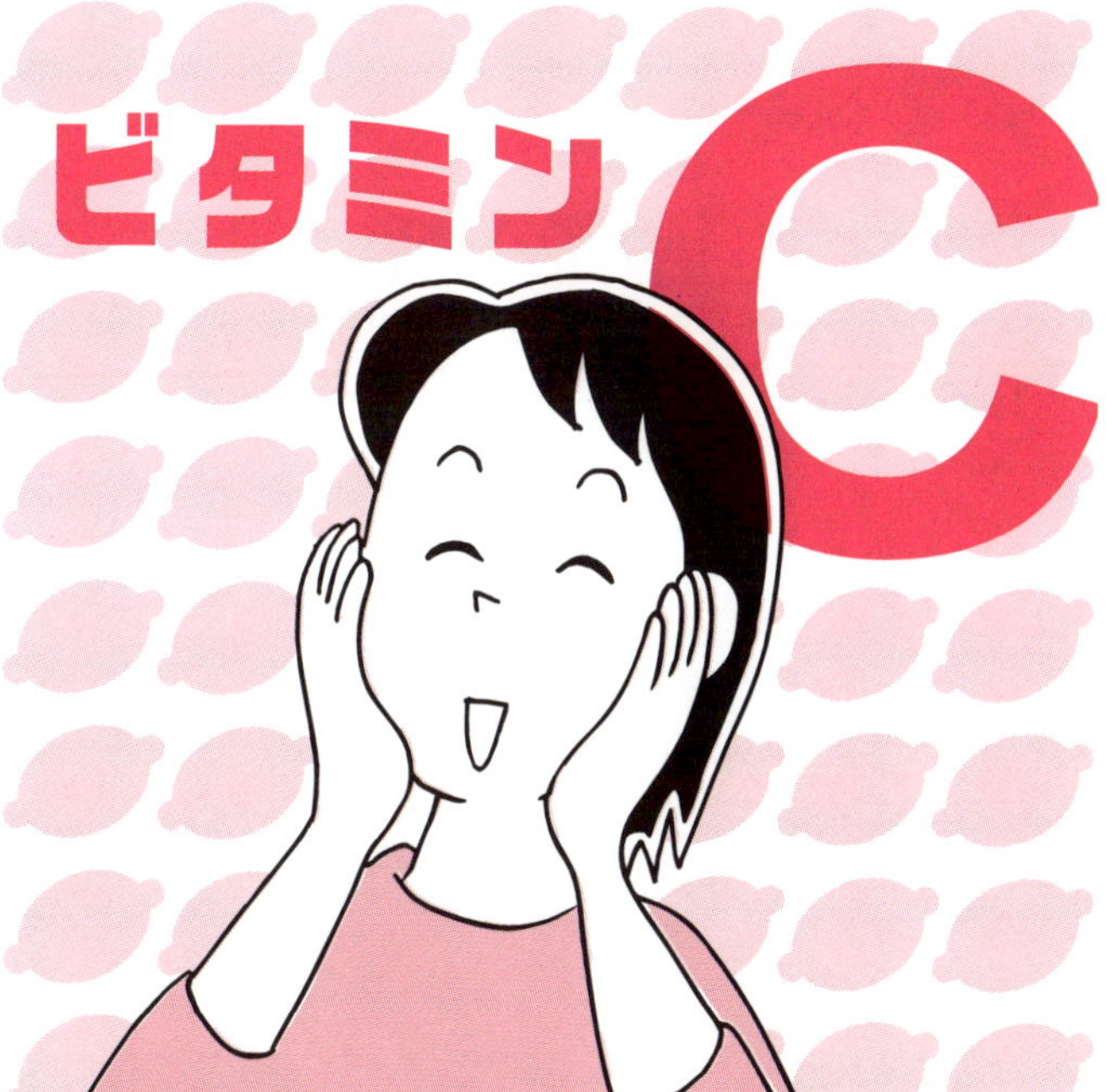

きな影響を及ぼします。

ビタミンCは野菜や果物に多く含まれています。とくに果物に多く、みかんやグレープフルーツなどのかんきつ類や、いちご、キウイフルーツなどがおすすめです。野菜ならブロッコリーやカリフラワー、芽キャベツなどを食べましょう。ビタミンCの1日の所要量は100ミリグラムです。グレープフルーツなら1個、イチゴなら10個、ブロッコリーなどの野菜料理なら100グラム程度が目安です。

一方、ビタミンDは日光に当たると、身体の中で生成されます。また、食品からもとれます。ビタミンDが多く含まれているのは、あんこうの肝、身欠きにしん、サンマ、鮭などの魚や、干ししいたけなどの日光に当てて作ったものです。

ビタミンDを不足させないためには、日光浴も一つの方法です。夏なら7分、冬なら30分程度、外で日光に当たるといいでしょう。この場合、衣服着用のままでかまいません。けれどもビタミンDは、過剰摂取になると、腎障害や脱力感、食欲不振、吐き気、頻尿、嘔吐などの大きな障害をもたらすので注意が必要です。

通常の食事や生活の範囲でしたら、過剰になることはまずありませんが、さらにビタミン剤で補おうとするとかえって過剰摂取になる危険が高まります。

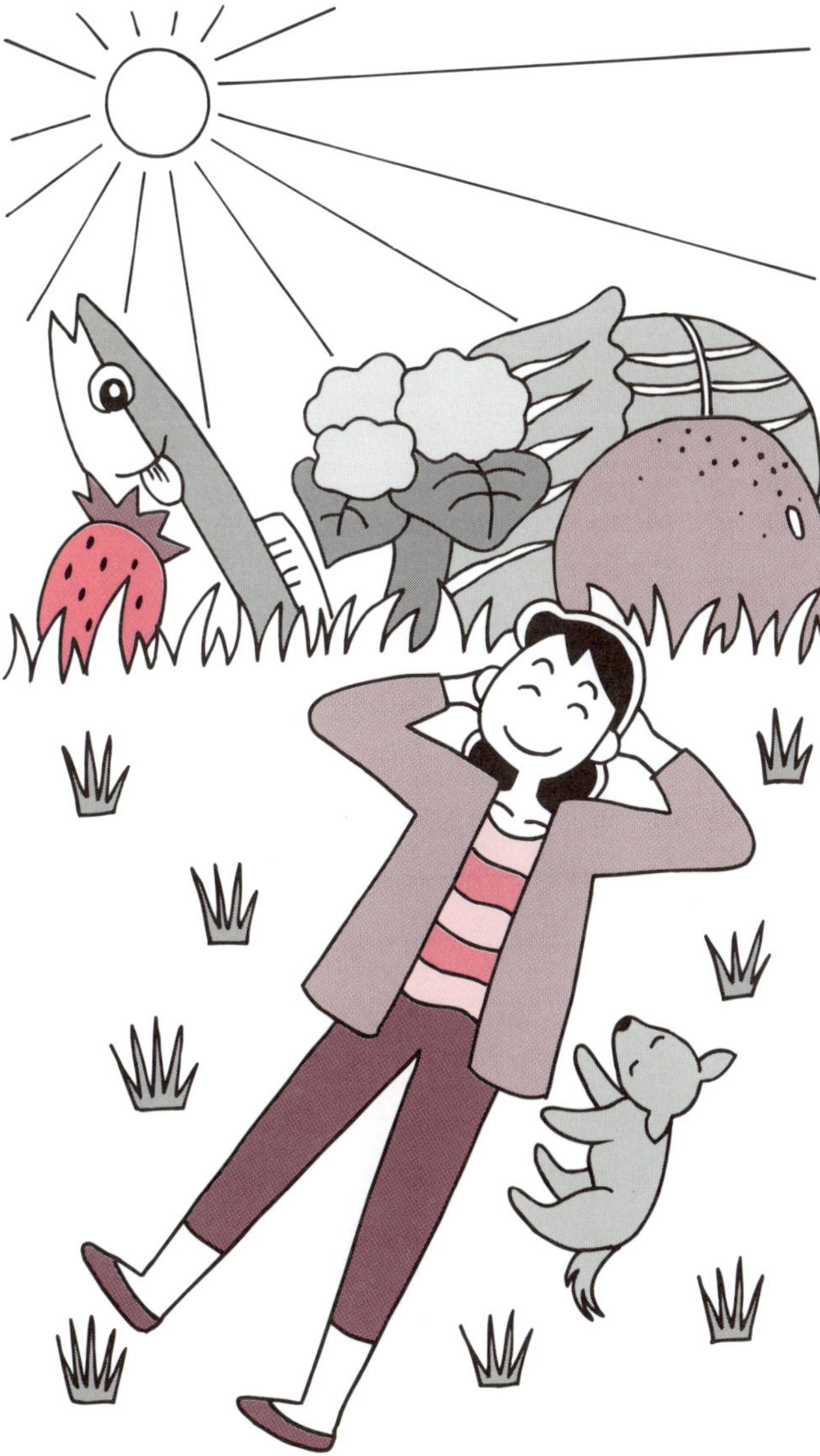

4 オシッコが証明するクエン酸の効果

オシッコでわかる健康状態

私たちの身体は、余分な水分や、代謝によってできた不要な成分などをオシッコ、つまり尿として身体の外に排出します。成人の場合、その量は1日に1リットルから1・5リットルにもなります。

尿には尿素、尿酸、塩素、ナトリウム、カリウム、アンモニア、クレアチニンなどが含まれており、尿の色や成分、量から病気の有無や健康状態が判断できます。

たとえば、尿に甘酸っぱいような臭いがして糖が多く出ているときは糖尿病です。また、尿の濁りと発熱がある場合は、尿路感染症の可能性があります。

血尿が出たときは、泌尿器系だけでなく全身的な病気も心配です。血尿の原因で主なものは、尿路結石、膀胱ガン、急性腎炎、腎梗塞、血小板の減少、遊走腎などです。

1日の尿の量が500ミリリットル以下と少ない状態を乏尿と言い、50ミリリットル以下の状態を無尿と言います。乏尿または無尿が長期間続くと、腎臓にかかる負担が大きくなります。極端にトイレに行く回数が少ないひとは、身体に病気を抱えていることが考えられますので、注意してください。

反対に尿の量が1日に3リットルと多い多尿でも、やはり身体に大きな負担をかけているのです。

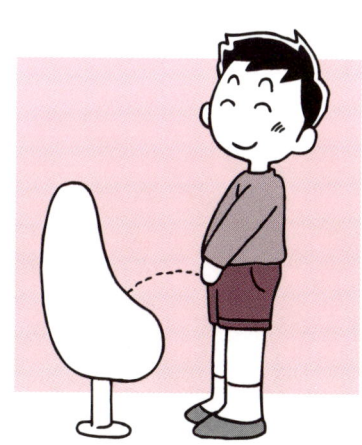

また、水分の摂取量が少なくて尿が濃くなったときや、尿の中のカルシウムや尿酸が結晶になると尿が濁って見えます。尿が濁っていると心配するひともいますが、タンパクは濁りの原因にはなりません。

尿のPH値からも健康状態はわかります。

健康なときの尿はPH7・0プラスマイナス0・2のアルカリ性です。しかし、激しい運動をするなど疲れているときはPH5・8から6・4と酸性に傾きます。

尿のPH値は、病気のときも酸性になります。例えば、糖尿病を患っている方の尿はPH5・8から

6・0と、明らかに酸性です。

尿のPH値は、病気だけで変化するわけではありません。食事内容の影響もたいへん大きく受けます。

食事内容が尿に反映されるまでには、およそ2時間かかります。

健康なひとが、揚げ物などの油分の多い食事や甘いものを食べた後に、2時間くらいしてから尿のPH値を調べると、酸性に傾いていることがよくあります。

このように、過度の油分や糖分が身体に影響を与えていることがわかります。

尿をチェックすることは、健康をチェックすること。つまり、尿の状態がよくなれば、健康が保たれている証拠になります。

では、尿をきれいにするには何がいいのでしょうか。

そうです。クエン酸を飲むだけで、尿の状態はきれいになるのです。

クエン酸をとって2時間で尿の色が変わる

身体の疲労が激しく、血中に疲労物質の乳酸が大量に出ていれば、当然のように尿にも乳酸が多く含まれています。乳酸が多いと尿は酸性になります。

アルカリ性
酸性
尿のチェックで
健康チェック

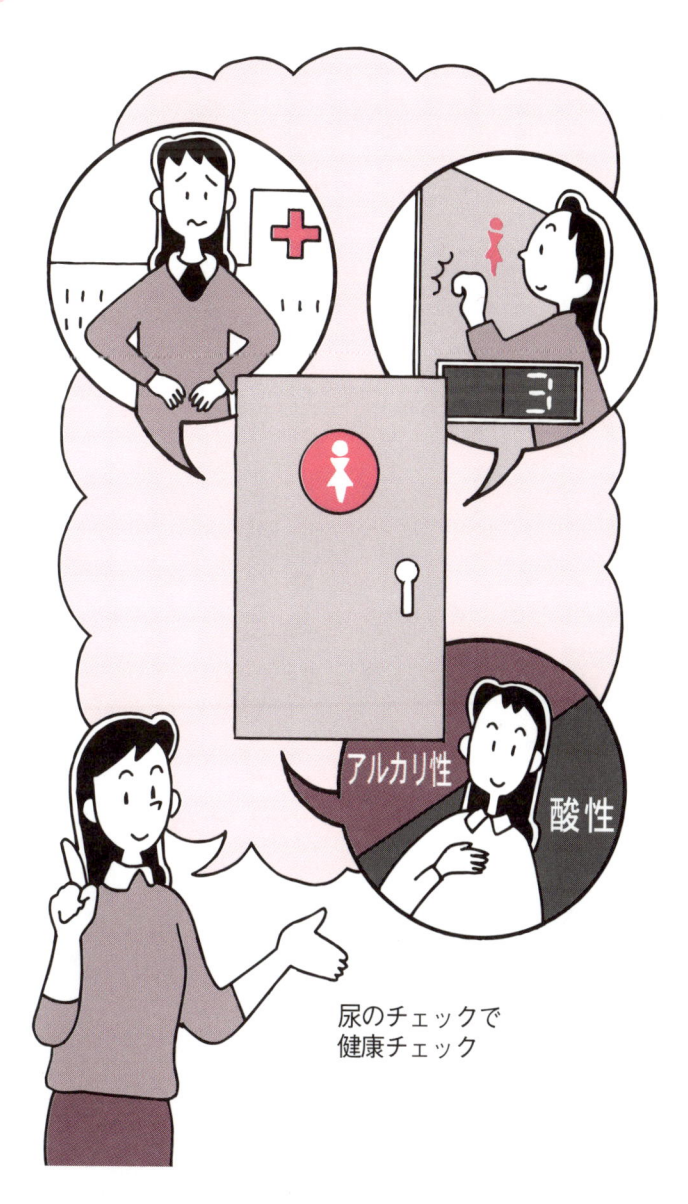

尿のPH値を調べれば、クエン酸効果の即効性は証明できます。

たとえば、揚げ物を食べた後にクエン酸を飲み、2時間後に尿のPH値を測定すると、結果はアルカリ性になっているのです。

カツ丼を食べてから、クエン酸5グラムを飲まない場合と飲んだ場合で調べてみました。すると、飲まない場合は尿のPH値が5・8と酸性だったのに対し、クエン酸を飲んだ場合は、PH6・9から7・0とアルカリ性になっていたのです。

また、尿が濁っている場合でも、クエン酸を飲むと、やはり2時間後には尿の濁りは解消されていました。

つまり、その2時間の間に、クエン酸サイクルがスムーズに回り、乳酸がきれいに解消されたことになります。

逆に考えると、たとえ激しく疲れていたとしても、クエン酸を飲めばおよそ2時間で疲労が回復するのです。

もちろん、クエン酸の量が少なかったり、乳酸の量が多かったりすれば、効果はその分遅くなることも忘れないでください。効果があまりないと思ったときは、次のことをチェックしてください。まず、回数はどうでしょうか。1日6回を心がけていますか。そして、量はどうでしょうか？ いずれも、第4章の飲み方を参照してください。

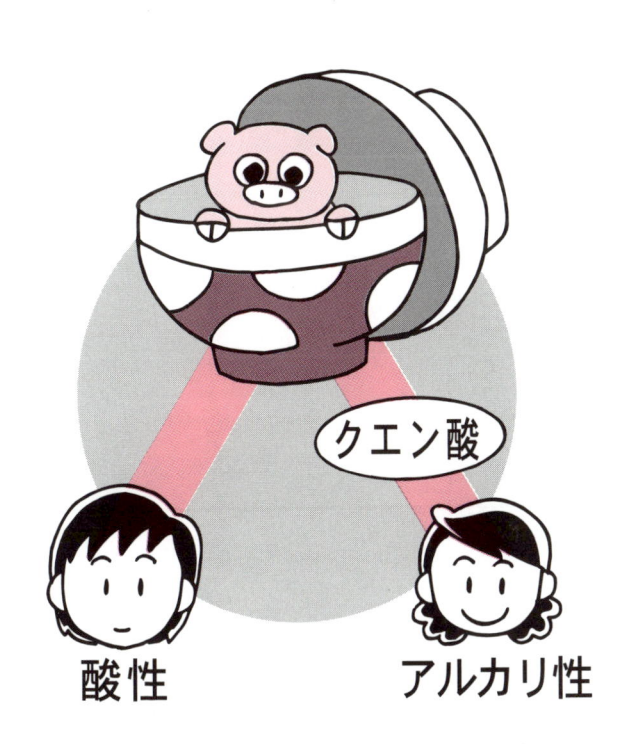

カツ丼を食べてもアルカリ性に

5 しつこい肩こりも治る

肩こりの原因は局部の疲れにあった

しつこい肩こりに悩まされているひとは、驚くほど多くいます。

肩こりは医学的には『頚肩腕症候群（けいけんわんしょうこうぐん）』と言います。

一般的な症状は首や肩、腕にかけての痛みやしびれ、冷え、コリなどでしょう。長時間のデスクワークや、パソコンでの作業など同一の動作を続けていると、肩や背中がこりやすくなります。

しかも、ろくに手当てをしないまま、毎日同じ仕事を繰り返していると、肩こりがだんだん重症化してきて、どんどん治りにくくなるという特徴があります。

ではなぜ、長時間同じ姿勢でいると、肩がこるのでしょうか。

正常な状態の筋肉は血流がスムーズなため、酸素や栄養素が筋肉に十分に行き渡っているので、適度な弾力性があります。

しかし、同じ姿勢を続けたり、特定の場所の筋肉を酷使すると、筋肉にストレスがかかり、血液がスムーズに流れにくくなるのです。

その結果、酸素が十分に行き渡らず、うっ血して弾力性がなくなり、乳酸がたまって疲労を引き起こすのです。これが肩こりです。

実は、強いストレスも肩こりを引き起こす原因となっています。

体調は自律神経の影響をたいへん大きく受けます。しかし、心身に強いストレスがかかると、自律神経は悪影響を受けてバランスを崩します。

そうなると当然、血液の流れも悪くなり、肩こりはなかなか改善されません。

一般に肩こりを軽くするには、適度に身体を動かして血流をよくし、硬くなった筋肉をほぐすことが重要だと言われています。

しかしながら、慢性的な肩こりにはクエン酸ほど効くものはありません。

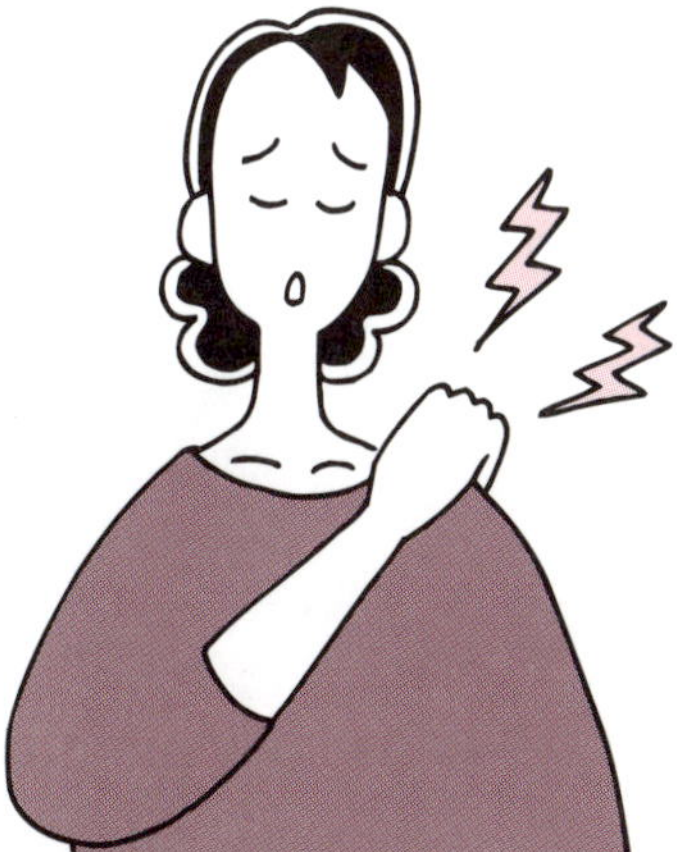

薬学博士も認めたクエン酸効果

かく言う私も、しつこい肩こりに悩まされた一人でした。

しかし、クエン酸の効果を知って試したところ、不思議と肩の痛みが和らぎ、身体が軽くなったのです。

クエン酸は疲労物質である乳酸を消滅させる働きはもちろん、自律神経の乱れやストレス緩和にも絶大な効果を発揮します。

また、血液をサラサラにして血管の流れをよくするので、肩こりを改善するのは当然だと言えましょう。

クエン酸の効果は、薬学博士にも認められました。

昭和29年のことでした。クエン酸の効果を確信した私は、新潟日報社にその実験結果を送り、記事として掲載されたのです。掲載にあたっては、新潟大学薬学部の薬学博士・岡崎寛蔵先生から「間違いない」とのお墨付きもいただきました。

肩こり改善・予防には、仕事や重労働の前に飲んで、終わった後にまた飲むと効果的です。私も1日3回飲んでいましたが、わずか3、4日で効果が現れました。

以来、仕事だけでなくスポーツの前後や、なにか疲れが残りそうなときには積極的に飲んでいます。

ただし、クエン酸が効くのは、筋肉が疲労を起こしているときの肩こりだということを

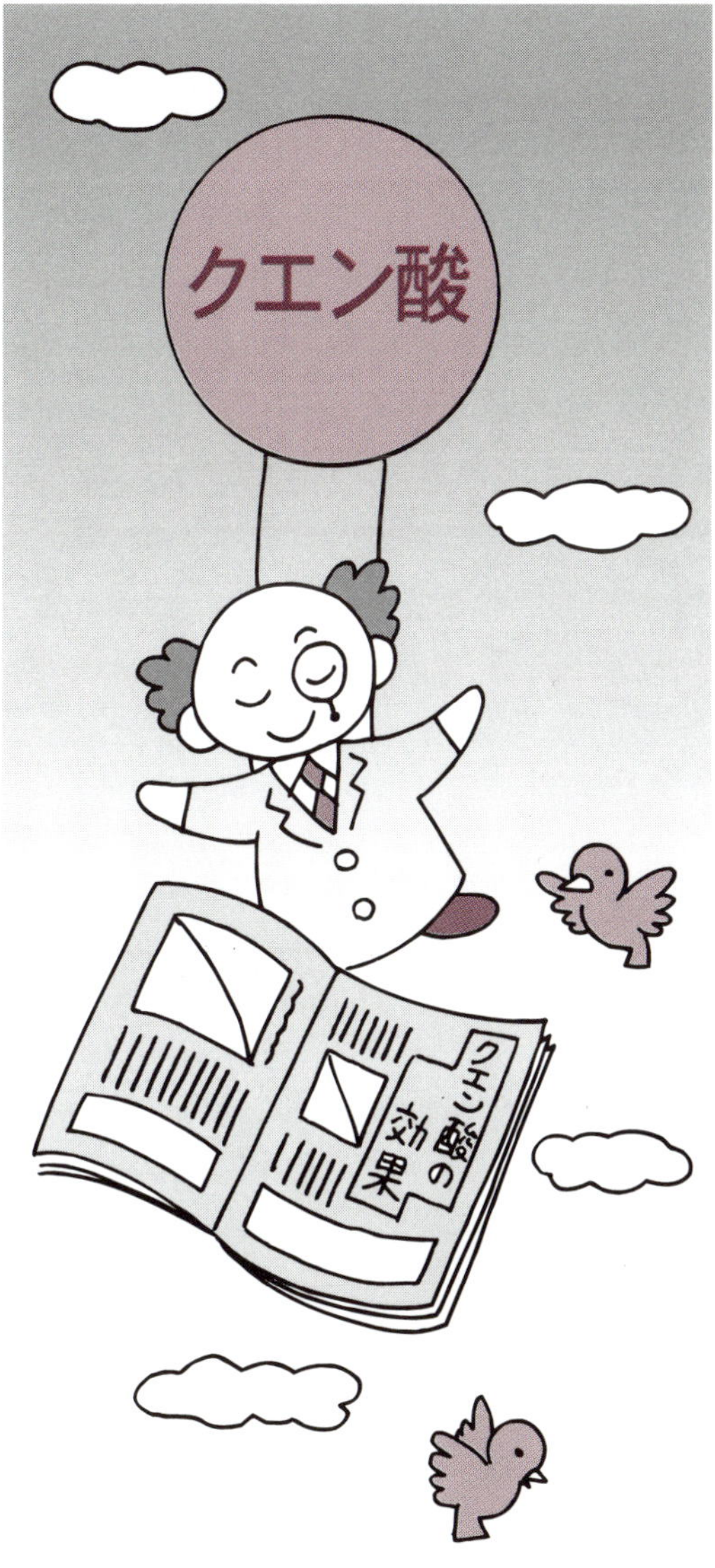

覚えておきましょう。

狭心症や胆のう炎などの内臓の病気、心臓病や肺結核などが原因の肩こりには、このような効果は現れにくくなりますから、専門医に相談をしてください。

また、あまりにも長い間放置していた肩こりは、改善されるまでに多少の時間が必要ですが、必ず効果は得られるので、あきらめずに続けてください。

第3章

病気を防ぐ・改善する
症状別　クエン酸活用法

クエン酸サイクルが病気のがん化を防ぐ

胃がん・大腸がん

胃がんは胃の粘膜上皮に発生した悪性の新生物のことです。

胃壁の一番内側にある粘膜にでき、外側に向かって進行していきます。初期の段階では自覚症状がなく、進行すると腹水がたまる、食欲不振、体重減少などの症状が現れてきます。

原因ははっきりと解明されてはいませんが、喫煙、塩分のとり過ぎ、魚の焼き焦げなどの説が有力です。

早期発見の場合は、外科手術で患部を切除するだけで治療できることが多いのですが、進行していると胃を摘出することもあります。また、外科手術以外にも化学療法や免疫療法も行われます。

大腸がんとは盲腸から結腸、直腸、肛門までの大腸粘膜上皮にできた悪性新生物を指します。大腸のどの部分にできるかによって結腸がんと直腸がんに区別されます。

下血や、便潜血、腹痛、貧血などのほかに腹部膨満感や重圧感、鈍痛などを訴えるひともいます。その原因は、やはり食生活にあって、とくに高脂肪で欧米型の食事が深く関係していると考えられます。

がんは完璧な予防法、治療法が見つかっていませんが、クエン酸を愛用しているひとで早期のがん治療が成功したとか、末期がんによる辛い症状が軽減されたという声が多数寄せられています。おそらくクエン酸サイクルによる、悪質な酸化物質の解消が何らかの影響をもたらしているのでしょうが、まだきちんと解明されているわけではありません。

ただ、これだけ体験者がいるのですから、「がんに罹りにくくなる」、「がんの進行を遅らせる」などの可能性は否定できないといえます。

どちらにせよ、クエン酸はがんの予防に大きな効果があるので、食生活の改善や禁煙なども に、クエン酸健康法を取り入れてください。

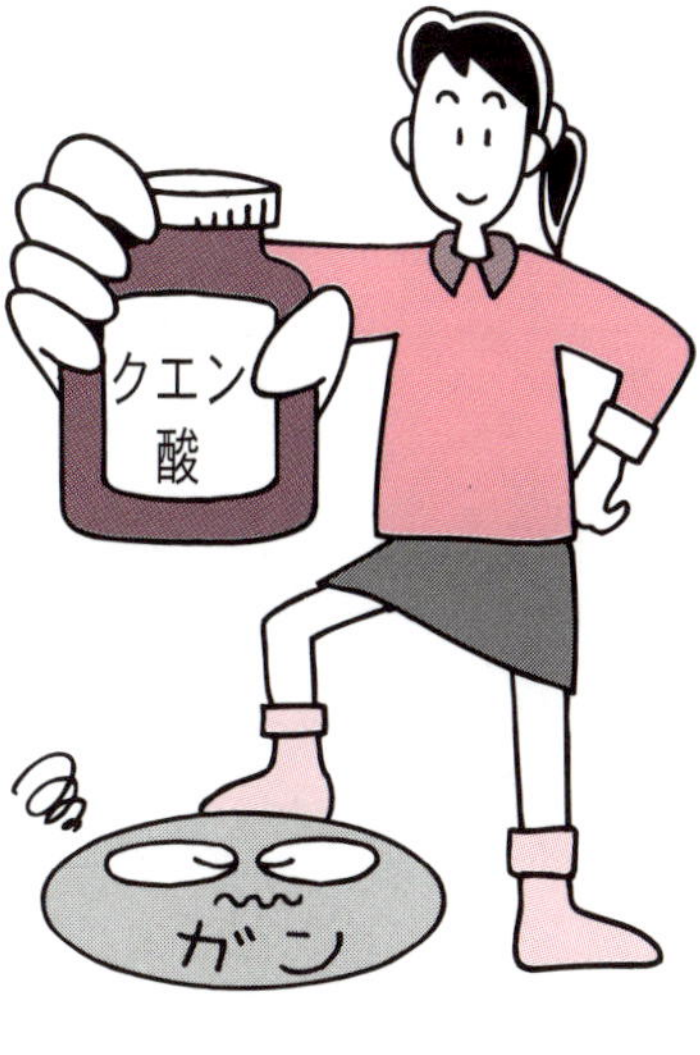

肝臓機能の低下

肝臓の疲れをクエン酸がとる

肝臓は横隔膜の下、腹腔内の右側あたりにあり、重さ１２００gもある大きな臓器です。肝臓に流れ込む血液には、胃腸からの栄養分がたいへん含まれており、身体全体に重要な役割を果たします。

主な肝臓の働きは、小腸から吸収したブドウ糖をグリコーゲンの形でためておき、必要に応じて血液にブドウ糖を送り込む、コレステロールの合成、過剰な女性ホルモンの働きを抑制する、胆汁を分泌する、血液に含まれている有害物質や薬物の解毒をするなどが挙げられます。

一般的に知られているのは、アルコールの分解です。

胃腸で吸収されたアルコールは、肝臓で酵素によってアセトアルデヒドに分解されます。その後、アセトアルデヒドは酢酸に分解されて、最終的に無害な炭酸ガスと水になって身体の外に排出されるのです。

しかし、アルコールをとり過ぎると、分解が追いつかず肝臓に障害が出ます。また、肝

肝機能の低下

臓病を患っているひとも、肝臓の働きが悪いので身体にいろいろな症状が現れます。

肝臓の機能が低下していると感じたら、まず酷使している肝臓の疲れを取り除きましょう。その場合、クエン酸が有効に働くのです。

しかしながら、クエン酸を飲めばそれだけで肝臓が健康状態になるというわけではありません。アルコールは控えるべきでしょう。

さらに、肝臓は脂肪や糖分によるダメージを受けやすいので、揚げ物や甘いものの取り過ぎにも注意してください。肉類は必要ですが、脂身は残すなどの工夫が必要です。さらに、肥満になると、肝臓にも悪影響を及ぼしがちなので、ダイエットにも励みましょう。

肝臓が回復すると、肌の状態もよくなり、若々しく見られるようになります。

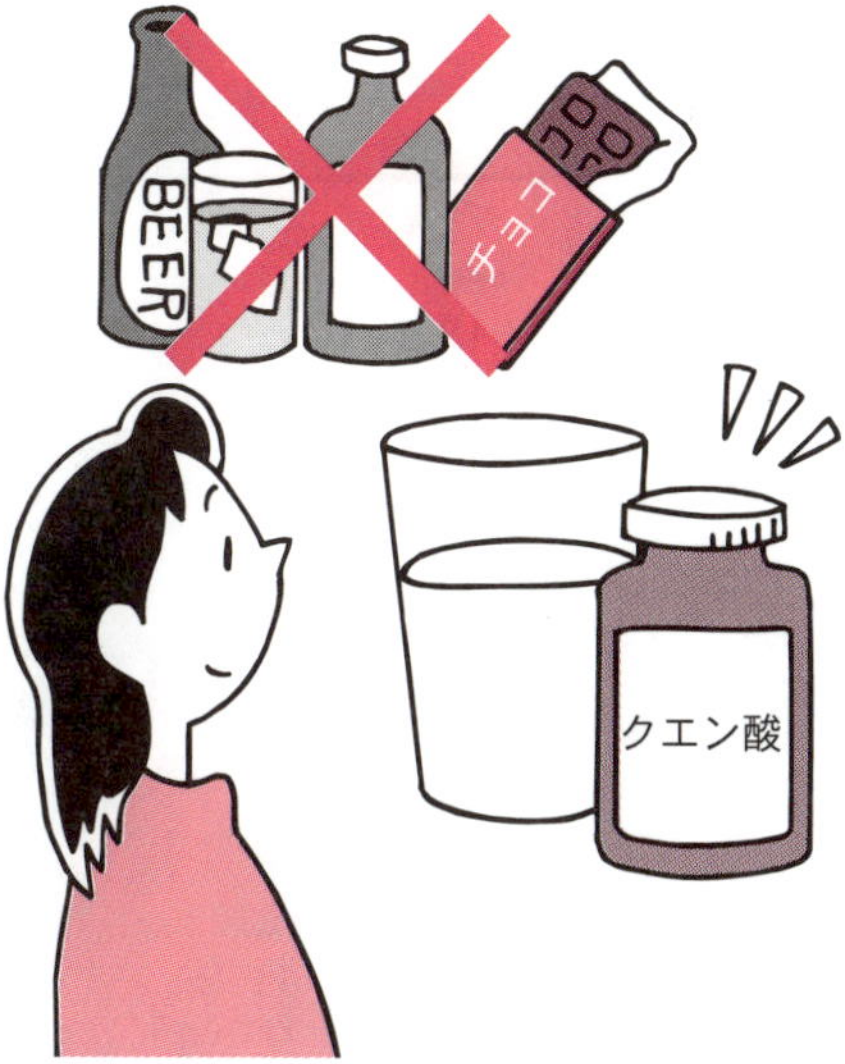

腎臓の病気

腎臓病の予防に効果的

尿をつくる役割の腎臓は、泌尿器系に属します。腹部内でも、背中に近い部分にあり、左右一対になっています。

腎臓は不要になった体内の物質（代謝のときにできた産物や異物）を、尿として排出するために働くところです。

成人では1日に1000から1500ミリリットルの尿を排出します。水分をたくさんとったときには尿の量が増えて、汗をたくさんかいたときなどは尿の量も少なくなります。尿の成分は95％が水分になり、残りの5％に尿素、尿酸、塩素、ナトリウム、カリウム、アンモニア、クレアチニンが含まれています。

腎臓の病気でよく聞かれるのが、腎炎や腎不全でしょう。

腎炎は咽頭や扁桃などでウイルスが増殖し、そのウイルスが血液によって腎臓まで運ばれたことによって起こる炎症です。血尿やむくみ、たんぱく尿などがあり、尿の減少なども見られます。急性腎炎では血尿、むくみ、高血圧などが主な症状です。

現在、腎炎そのものを治す薬はありません。

腎不全は腎臓の働きである電解質の調節や老廃物の排泄ができなくなった状態を指します。重症の場合は尿毒症になる可能性もあります。原因は事故などで水分や電解質が急激に失われる、ショックなどいろいろあり、悪化すると透析が必要になることもあります。

しかし、クエン酸をとっていたひとでは、腎臓病の可能性が低くなり、予防だけでなく改善にも効果が現れています。クエン酸は1日15グラムを目安にとってください。

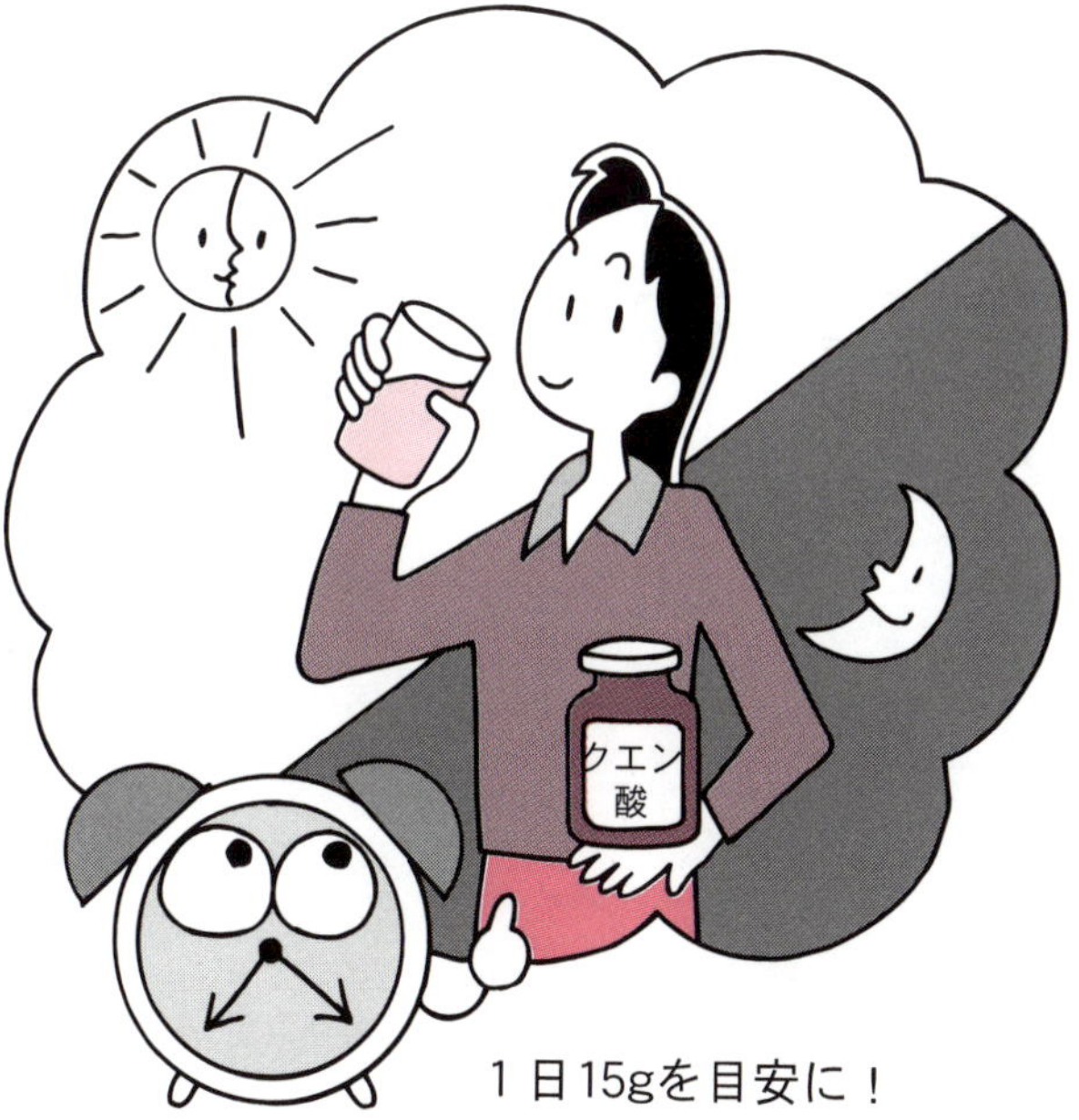

血圧を正常に戻すためにクエン酸の力が重要

高血圧症・低血圧症

血圧には最高血圧（最大血圧）と最低血圧（最小血圧）の2つの値があります。

最高血圧とは、心臓が収縮して血液を送り出したときに出る圧力で、別名を「収縮期血圧」と言います。一方、最低血圧は、収縮した心臓が拡張して、静脈の血液が心臓に戻るときに出る血圧のことで、「拡張期血圧」とも言います。

血圧が高い状態を高血圧症と言いますが、最高血圧が180mmHg以上または最低血圧が110mmHg以上というのが診断基準です。

高血圧症は2つのタイプに分けられます。腎臓病や分泌系の病気が原因の「二次性高血圧症」と、原因がはっきりわからないものの、塩分過多やストレスなどが疑われる「本能性高血圧症」です。

反対に低血圧症は、最高血圧が慢性的に100mmHg未満の状態のことです。

低血圧にも2つのタイプがあります。循環器系や内分泌系、神経系の病気または薬の副作用が原因の「症候性低血圧症」と、原因がはっきりしない「本態性低血圧症」です。

二次性高血圧症や症候性低血圧症のように、原因がはっきりしている場合は、その原因を取り除く（原因の病気を治療する）ことで、血圧も正常に戻ります。

しかし、本態性高血圧症・低血圧症のように、原因がよくわからない場合は、まず生活習慣から見直す必要があります。高血圧症のときは塩分のとり過ぎに気をつけましょう。また、入浴はぬるめのお湯にゆっくり浸かるようにしてください。ストレスも関係している可能性が高いので、適度に発散させるようにしましょう。低血圧症の方は食欲不振の方が多いので、栄養価の高い食品をとるように心がけてください。生活のリズムを整え、適度な運動もお勧めです。

ともに身体のバランスを整えるクエン酸を飲みましょう。クエン酸はストレスに効くだけでなく、適度な酸味が食欲を増進させるので食事時に飲むのもよいでしょう。

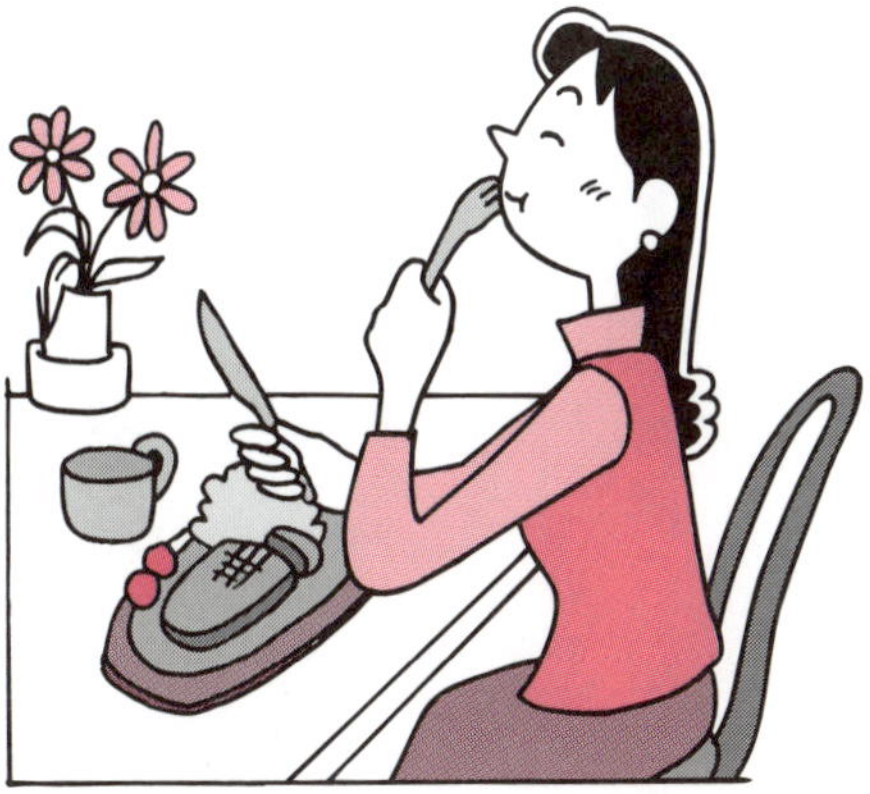

クエン酸による体内の大掃除が血管をきれいにする

動脈硬化症が原因の心筋梗塞・脳卒中

心臓は筋肉でできています。心臓の筋肉を養うためには、酸素や栄養素を運ぶ血液が必要です。その血液が流れる血管が、心臓を取り巻く冠動脈です。冠動脈の血流が止まると、心臓の筋肉は壊死を起こして動かなくなります。これが心筋梗塞です。

冠動脈の血流が止まる原因としては、動脈硬化や血栓があります。タバコの吸いすぎ、高血圧、糖尿病、高脂血症などがあると心筋梗塞の危険が高まります。心筋梗塞を起こすと冠動脈にカテーテルを挿入して薬を入れたり、血管形成術などの外科手術が必要です。

脳卒中とは、脳の血管の流れが止まり、脳の機能が大きなダメージを受けてしまうことで、脳血管障害とも呼ばれていて、高血圧、糖尿病、心臓の病気を抱えているひとにも多く見られます。また動脈硬化症になると、脳卒中を起こす危険が高まります。治療は内科が主ですが、外科的治療も行われます。このように、心筋梗塞、脳卒中ともに動脈硬化の予防が大きなポイントでしょう。

動脈硬化には、5〜6種類あるといわれ、そのなかでも粥状の動脈硬化があります。

血管には3層の組織があって、内膜、中膜、外膜から成り立ち、内膜には、きれいな内皮細胞が並んでいるのですが、その外側に内弾性板というものがあって、その間にすきまがあります。そのすきまに、老廃物のコレステロールや中性脂肪が入り込んでくるのです。これがストレスで、そのために血管が細くなってしまうのです。これが粥状の動脈硬化です。誰でも子供の頃には身体は柔らかいのですが、大人になってくると、かたく節くれ立ってきます。これは経年変化で、どうすることもできません。動脈は、健康な状態なら弾力がありますが、コレステロールがたまっていると、血管壁に脂肪分がついて固くなってしまいます。さらに、高血圧や糖尿病、喫煙などがあると、脂肪が蓄積しやすくなるのです。

この要因をリスクファクターと言いますが、リスクファクターが重症で、期間が長くなると、動脈の内側が狭くなっていって血液が通りにくくなるのです。この状態が動脈硬化です。動脈硬化ができやすい部分は、脳動脈、冠動脈、腹部や胸部の大動脈、手足の末梢動脈、腎動脈などがあります。動脈硬化を防ぐには、コレステロールをためないことです。クエン酸にはコレステロールをためにくくする効果があります。

動脈硬化は生活習慣が大きく影響していますから、脂肪分、糖分のとり過ぎに注意し、喫煙も止めた方がいいでしょう。

糖尿病

クエン酸は糖をスムーズに燃やす

糖尿病は、膵臓でつくられるインシュリンの分泌が不足するか、インシュリンの働きが不十分なために起こる代謝異常疾患です。代表的な生活習慣病の1つで、悪化すると糖尿病網膜症（視力の低下、失明）、糖尿病性腎症（たんぱく尿、腎不全）、糖尿病性神経障害（しびれ、知覚麻痺）という3大合併症を引き起こします。

糖尿病はかつて、「ぜいたく病」などと揶揄されていましたが、現在では、中高年層全般に多い病気であり、誰にでも発症する可能性が高いことがわかっています。

私たちの身体は、食物に含まれるブドウ糖をエネルギーに変えて動いています。ブドウ糖が血液に取り込まれると一時的に血糖値が上がりますが、健康なら上がった血糖値はインシュリンが下げてくれるので問題はありません。

しかし、糖尿病はインシュリンの分泌が不足または働きが悪いため、血糖値がなかなか下がらなくなって、いろいろな障害を起こすのです。異常なのどの渇きや、多飲・多尿が見られたら要注意です。

糖尿病のほとんどは2型の糖尿病であり、全体の95～98％といわれています。それは、血液が酸性に傾き、インシュリンが少ないのが原因です。インシュリンが少ないと、肝臓や、筋肉の細胞膜が葡萄糖の吸収を拒否してしまいます。そのため、血液のなかの血糖が上昇してしまうのです。

この時、クエン酸を飲むと身体のなかでクエン酸ソーダに変化して血液をアルカリ性にしてしまいます。そのため少しくらいインシュリンが少なくても、肝臓や筋肉の細胞がブドウ糖を吸収し始めるのです。それで、血糖値も下がってくるのです。

これに対して、1型は、まったく膵臓からインシュリンが出ないので、注射で補わなくてはならないのです。

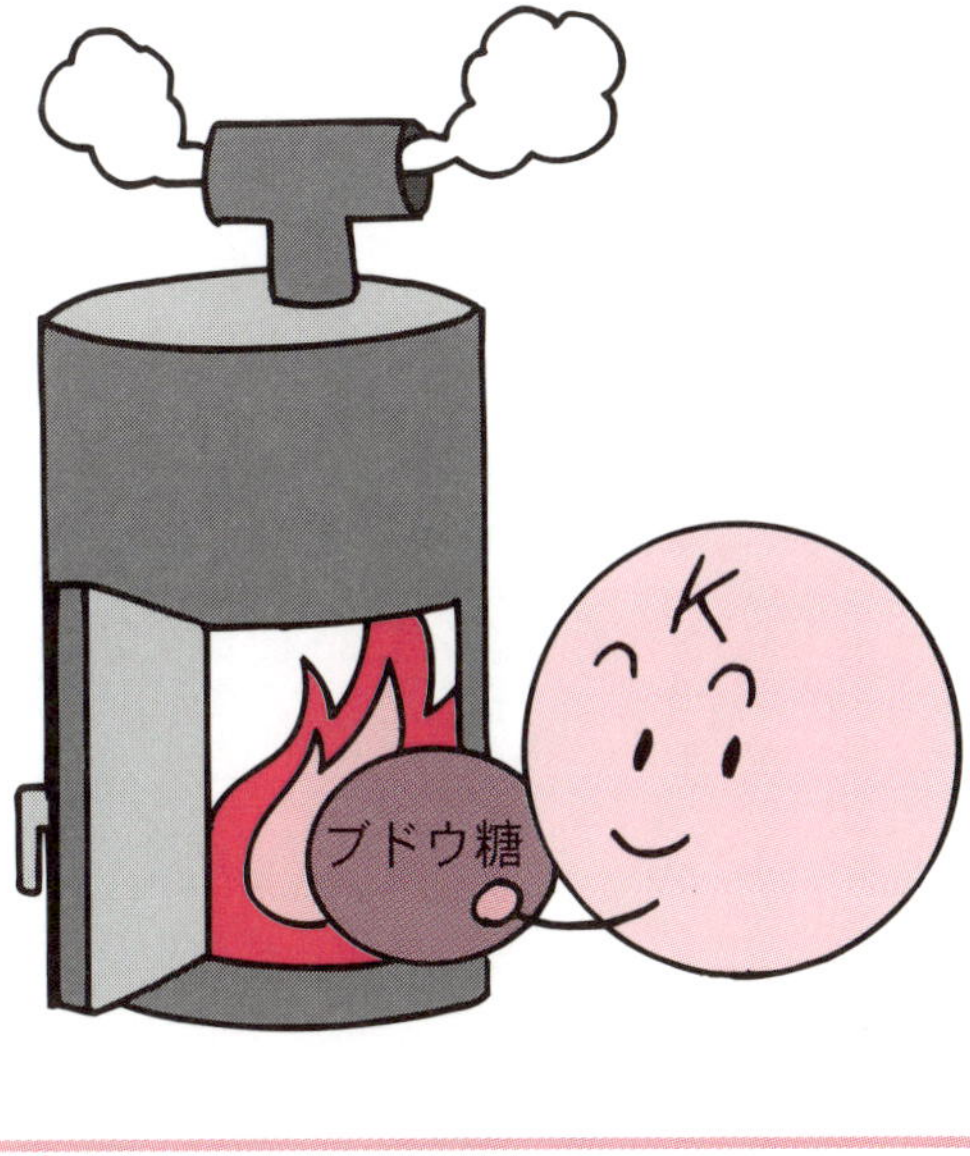

痛風

代謝異常に効果的なクエン酸

痛風は、糖尿病と並ぶ生活習慣病で、尿酸が身体（主に関節など）にたまることで発症する代謝異常疾患です。

血液中の尿酸値が高いことを、高尿酸血症と言います。身体の中に増えた尿酸は、関節などで結晶となるのですが、その結晶を白血球が取り除こうとすると炎症が起こります。この状態が痛風です。

痛風は何の前触れもなく、突然痛みが起こります。「風が吹いても痛い」というのが病名の由来で、多くは足の親指の付け根から痛み、悪化するとひざ関節、ひじ関節、手首なども痛くなります。また、尿路結石や腎臓障害を引き起こすこともあり、心筋梗塞や糖尿病などの合併症の危険もあります。

この病気は多分に遺伝的要素があると考えられており、そのような人が肉類を多く摂取すると、身体の中にプリン体というものが多くなります。そうなると、血液の中の尿酸値が上昇しますが、この尿酸の結晶は、先端が縫い針のように鋭くなっていて、関節腔の中からチクチクと関節を刺すのです。刺された関節は、真っ赤に腫れ上がって曲げることもできず、風が当たっても痛いところから痛風といわれています。

この痛風の、痛みを起こす原因の尿酸がつくられる過程で、クエン酸サイクルが関係していることが、クルブス博士によって発見されたのです。また、クエン酸効果による乳酸の除去や、身体を弱アルカリ性に戻す作用は、痛風の改善にもなると考えられています。肉類を食べた後は、クエン酸を多めにとってください。

また、尿酸値は体重を落とすと下がるので、減量も大切です。

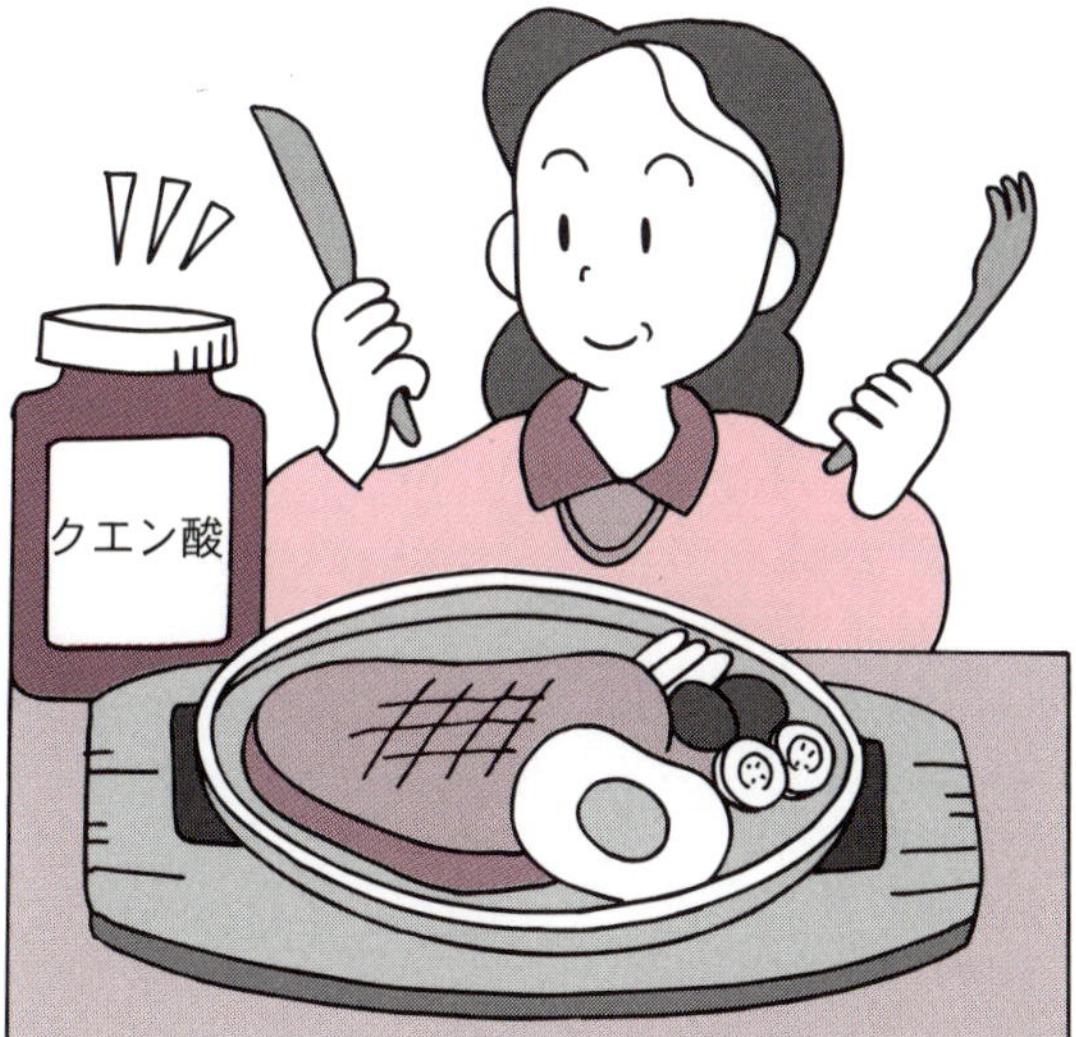

無酸症

胃液の代わりに雑菌を殺す

無酸症は胃が酸を分泌できなくなった状態を言います。完全な無酸症だと、胃の中でのタンパク質の消化や食物の殺菌ができなくなるため、下痢や貧血に悩まされます。

高齢になるほど無酸症になる可能性が高くなり、萎縮性胃炎や胃がん、悪性貧血などのほか胃の手術なども深く関係しています。

無酸症の方は、食物の殺菌が不完全なばかりでなく、腸で菌が繁殖しやすくなっているので、食物の消化吸収がさらに悪くなります。

これまでは無酸症が原因の下痢を治療する場合、薄い塩酸を飲む方法がありましたが、塩酸は歯にダメージを与えてしまいます。

そういったひとは、ぜひクエン酸を飲んでもらいたいのです。クエン酸は少なくなった酸を補う働きがあるので、無酸症による殺菌力の低下を助けてくれます。

また、身体にたまった疲れをとってくれるので、弱った体力も回復してくれます。

ただし、クエン酸を飲むだけでは、体力や症状の回復にも時間がかかります。ビタミン類や良質のタンパク質も積極的にとりましょう。野菜や肉、魚、卵、大豆食品などが適しています。

　反対に、塩分のとりすぎは無酸症を悪化させる恐れがあるので、漬物や魚の塩焼きなどはできるだけ避けるようにしてください。

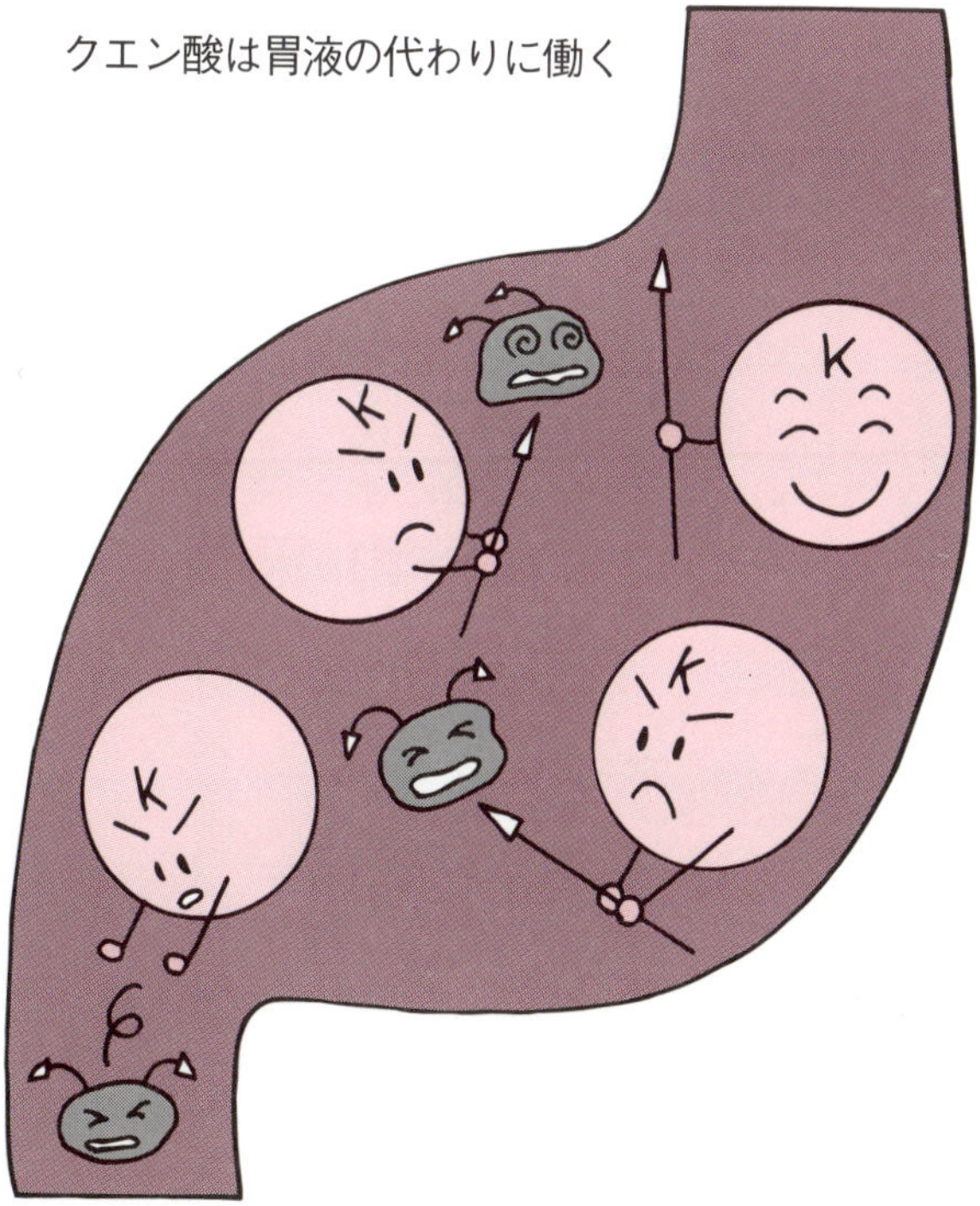

下痢

ウイルス性やストレス性の下痢に効果的

下痢は腸が正常に動かなかったり、働きの低下、腸粘膜からの分泌物からの刺激などによって起こります。

下痢を起こす原因の1つに、細菌やウイルスの感染があります。細菌・ウイルス感染型の下痢は、発熱や腹痛を伴うことがよくあります。食中毒などが一般的で、海外旅行などで下痢が起こった時も細菌・ウイルス感染の可能性が考えられます。病院や医院では抗生物質を使って治療します。

そこで、軽い食あたりなどのときは、殺菌効果のあるクエン酸を飲んでみてください。ただし、胃の状態が悪くなっていることがあるので、少量ずつ水に溶かして飲む方がいいでしょう。細菌・ウイルスが死滅すれば、下痢の症状は軽くなってきます。

ストレスや神経性の症状が、下痢となってあらわれることもあります。とくに有名なのが『過敏性腸症候群』です。下痢だけでなく、便秘や腹痛もあるような状態が3週間以上続いた場合は、過敏性腸症候群を疑ったほうがよさそうです。

なかにはいつもトイレのことが気になり、会社に向かう途中に何回も便意をもよおすという場合もあります。駅ごとに電車を下りてトイレに駆け込んだり、常にトイレの場所を確認しておかないと不安だというひとも珍しくありません。ストレスや神経性の場合は、便が泥状であることが多いのでこれが判断の目安になります。

ストレス性の下痢を患っている場合も、ストレスによる身体のダメージが軽減されるので、ぜひ、クエン酸を飲んでください。

下痢の症状がひどいときは脱水症状を起こしやすいので、クエン酸を水に溶かして飲むことで水分の補給にもなります。

また、腸の健康が回復するまでの食事メニューは、消化のよいものを選んだほうがよいでしょう。便が、半ねり状やバナナ状になれば回復した証拠です。

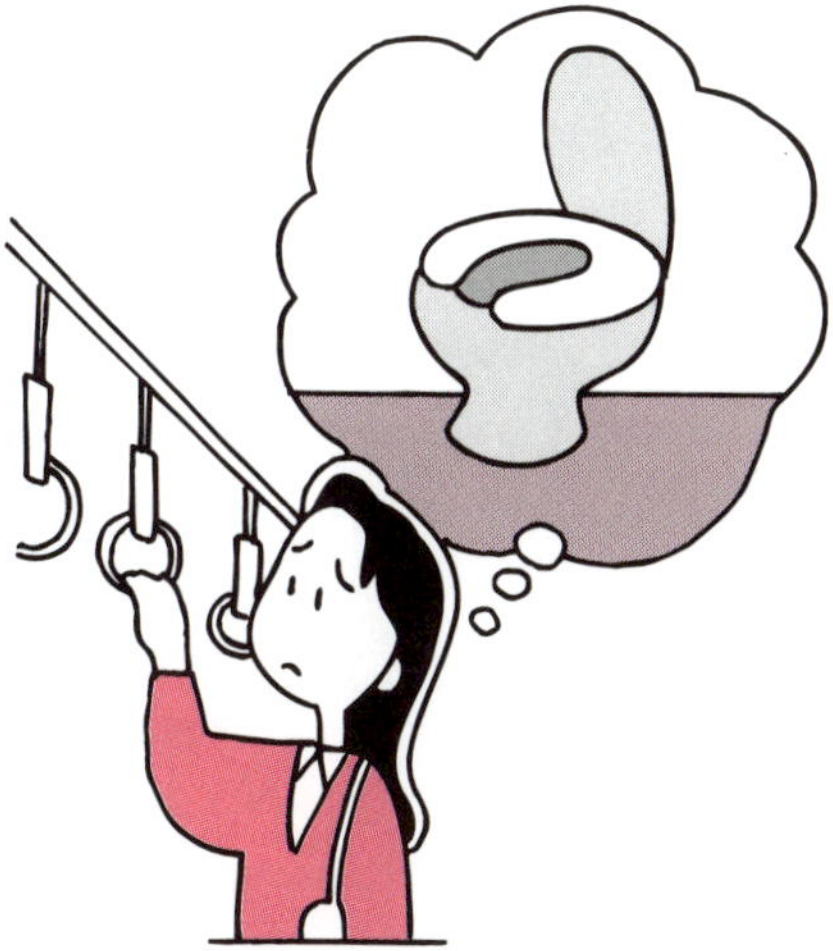

便秘

クエン酸水溶液の愛好家に便秘はいない

世の中には便秘に悩まされている女性が、実に多いものです。

3日以上排便がない状態を便秘症と言いますが、ひどいときには1週間も排便がないのにまったく気にしないというひともいます。

慢性的な便秘症を患っていると、肌荒れや吹き出物、腹部膨満感、腸内異常発酵、痔などの症状を起こすので、放っておいてはいけません。

便秘は腸の病気が原因のときもありますが、多くは食生活の乱れや、水分不足、または便意を我慢していたなどが原因で起こります。

市販の便秘薬を飲んでいる人もいますが、薬はだんだん効きにくくなっていくことがあるので、できれば中止してください。

野菜や乳製品とくにヨーグルトなどの便秘改善に適した食品と、クエン酸水を積極的にとってください。

便秘は、便が腸内に滞っている間に水分が抜けていって固くなり、さらに排便が困難になるという悪循環に陥りがちです。水分を多めにとることで、その悪循環を断ち切りやすくなります。クエン酸をとっているひとは、ほかのひとよりも早く改善されていることがわかっていますが、できれば、3時間置きくらいに飲んでみましょう。

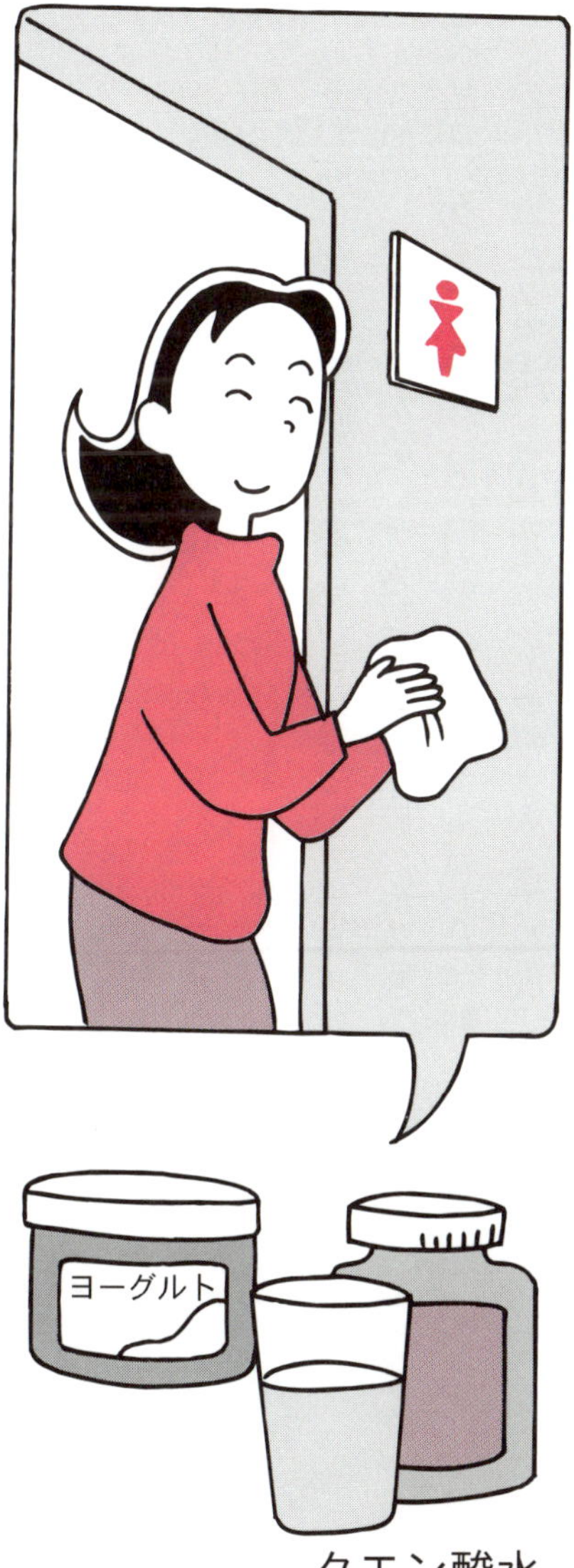

胃潰瘍・十二指腸潰瘍

自律神経の不調を整えて潰瘍を防ぐ

胃潰瘍とは胃壁に発生した潰瘍のことですが、自ら分泌した胃液の消化作用が原因となって発症します。いったん治っても再発しやすい特徴があります。

みぞおちのあたりに疼痛が感じられ、ひどいときには背中まで痛くなります。

主な原因は、タバコの吸いすぎによる胃粘膜の血流障害やストレスなどですが、最近ではヘリコバクターピロリ菌が関与しているとも言われています。

このヘリコバクターピロリ菌は、50歳以上の人では60～70％の人が持っているといわれています。それに、ショック、ストレスが加わってこの病気を引き起こすものと考えられています。

治療法は外科手術や、禁煙、ストレス緩和などの生活指導などが挙げられます。また、食事の時間が不規則だったり、睡眠不足が続いたりすると、再発しやすくなるので注意が必要です。

十二指腸潰瘍は、胃潰瘍と共通する点が多く、胃液の消化作用が潰瘍の原因になっています。十二指腸の入り口である十二指腸球部にできることがほとんどで、比較的、若い方に発症することが多くあります。

よく見られる症状は、空腹時のみぞおち付近の痛み、不快感でしょう。また、悪心や嘔吐、膨満感、胸焼け、げっぷなどがあり、ときには吐血や下血も見られます。治療には外科手術やストレス緩和、生活指導などが行われます。

胃潰瘍・十二指腸潰瘍ともに、ストレスと自律神経の乱れが大きな原因であることはよく知られています。

両者ともクエン酸が有効ですが、重症の場合は飲み方に注意しましょう。

予防のために胃の健康時に飲むなら、いくら飲んでもかまいませんが、すでに潰瘍が発症し、治療のために飲むのなら少量ずつにしてください。胃潰瘍・十二指腸潰瘍ともに胃液による刺激で胃が荒れているからです。

こうした胃の弱い人でも無理なくクエン酸を飲む方法があります。第4章を参照してください。

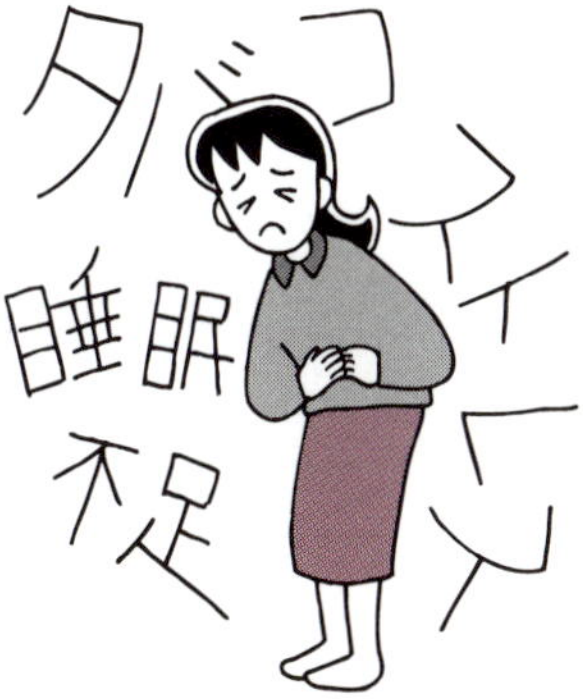

風邪（かぜ症候群・上気道炎感冒）

風邪のウイルスに勝つ

風邪は赤ちゃんからお年寄りまでかかる、最も一般的な病気です。医学的には『かぜ症候群』と言い、鼻やのどの症状が多いため『上気道炎』とも言われています。

風邪のウイルスは200種類にも及ぶため、1年のうちに何回も風邪をひくこともあります。風邪のウイルスが鼻やのどの粘膜に付着すると、ウイルスが身体の細胞の中に入って増殖します。このとき身体の抵抗力よりウイルスの力が強いと、熱や鼻水、せき、くしゃみが出るなどの症状があらわれます。

ウイルスよりも、身体の抵抗力が勝っていればこうした症状は出ません。

一般的に風邪用の薬は、これらの症状を軽減させるものであって（対症療法と言います）、風邪ウイルスを退治するものではありません。

発熱や鼻水、せきなどのウイルス感染によって起こる症状は、身体がウイルスと闘っている証拠と言えます。けれども、その症状を薬で無理やり抑えてしまうと、ウイルスとの闘いが中途半端なままなので、結局風邪は長引いてしまうのです。

風邪をひいたからと言って、すぐに風邪薬を飲むのは考えものです。まず、ウイルスを退治しましょう。

クエン酸はウイルスの力を弱める働きがあるので、まさに風邪にうってつけなのです。さらに身体の免疫力に関係している副腎皮質ホルモンの分泌を高める効果もあるので、ウイルスを退治する力が強くなります。

ひき始めはもちろん、症状が重くなってから飲み始めても遅くはありません。1回に3グラムずつ、1日に6、7回程度を目安に飲んでいただきたいものです。

そのうえで、十分に栄養をとりましょう。ビタミンAが多い緑黄色野菜や、ビタミンCが豊富なかんきつ類は風邪に有効です。また、水分補給も積極的に行ってください。そして、室内の乾燥を防ぎ、身体を暖めて睡眠を十分にとるように心がけましょう。

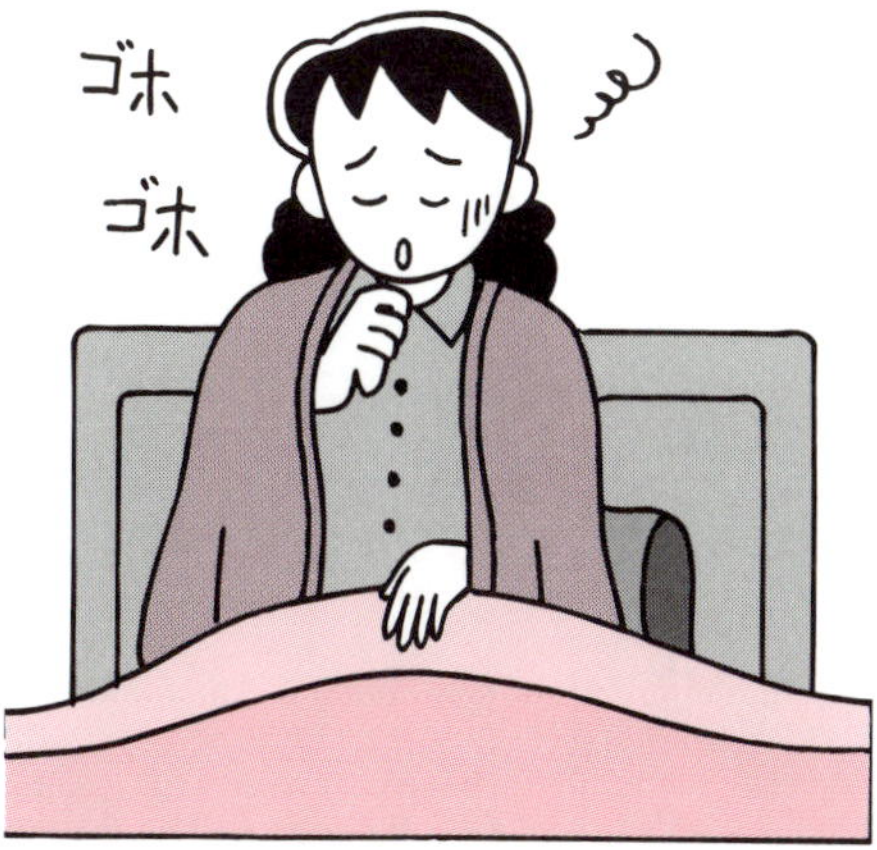

アレルギー性ぜん息・じんましん

クエン酸はアレルギーを起こすIgE抗体をおさえる

アレルギーとは、身体に悪い影響を与える「免疫反応」のことです。免疫反応とは、身体にウイルスや病原体などの異物が侵入してきたとき、その異物を取り除こうとする働きを言います。免疫反応が起こると、ウイルスや病原体を殺してしまうだけでなく、それらを無害にする抗体がつくられ、活躍するのです。

ところが、このときつくられる抗体のなかにアレルギーを起こすものがあるのです。それがIgE（免疫グロブリンE）抗体です。IgE抗体は本来、寄生虫などに対して作られる抗体なのですが、特定の食品やほこり、ダニ、洗剤、花粉などのアレルゲン（アレルギー反応を起こす抗原性があるもの）が体内に侵入したときに、過剰につくられることがあり、そうなるとアレルギー反応を起こします。

IgE抗体によるアレルギーの症状は、皮膚炎やじんましんのほかにぜん息、アレルギー性鼻炎、花粉症などが挙げられます。IgE抗体が多くつくられる体質の場合は、数種類のアレルギー症状が出やすくなると言えるでしょう。

せきは気道内の分泌物や異物（ウイルスや病原菌）を排出しようとする身体の防御反応です。のどや気管支などに異物の刺激があると、脳にその刺激が伝えられてせきが起こるのです。

じんましんは皮膚の上にできる、かゆみのある赤い盛り上がりのことで、アレルギー性と非アレルギー性があります。アレルギー性の場合は急性じんましんが多くなります。

アレルギー性疾患には、はっきりした予防法や治療法がありません。

しかし、クエン酸を飲んでいるひとではアレルギー性のぜん息やじんましんが軽減していることから、クエン酸にはＩｇＥ抗体をおさえる働きがあると見られています。

クエン酸を服用すると脳下垂体を刺激し、この臓器が副腎を刺激し、副腎の皮質２層目のコーチゾンが出ることによって、ぜん息、じんましんなどのアレルギー疾患が良くなるのです。

たとえば、サバはアレルゲンが多いため、じんましんを起こしやすいのですが、酢でしめたシメサバは、じんましんの可能性が低くなります。このことからもクエン酸の効果がうかがえます。

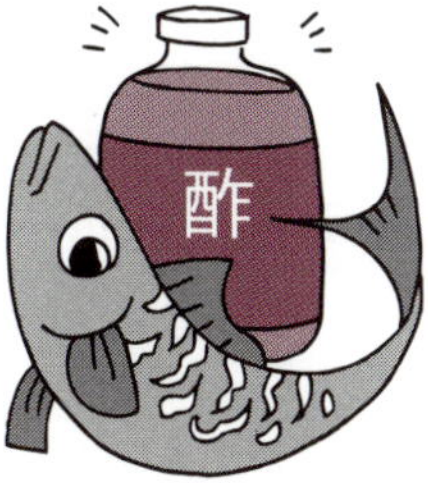

神経痛・リウマチ

神経組織に悪影響の焦性ブドウ酸を解消

神経痛もリウマチも、とくに高齢者に見られる病気です。

神経痛は、興奮している知覚神経の部位によって名前が変わります。たとえば、腰の部分なら腰痛、肋骨付近なら肋間神経痛という具合です。ほかにも頭の後ろからてっぺんまでに痛みがあると後頭神経痛、顔面とくに目の辺りやあごが痛いときは三叉神経痛となります。

神経痛は、疲労がたまったり冷えたりして血行が悪くなると起こりやすくなります。また揉んだり叩いたりすると痛みが大きくなることもあるようです。

リウマチの原因はまだはっきり解明されていませんが、外部からの異物を攻撃する抗体のリウマトイド因子が体内に多くできるために、炎症や痛みが出ると考えられています。慢性関節リウマチの場合は8割が女性で、早いひとでは30代から発症します。

神経痛やリウマチの痛みに、なぜクエン酸が効くかというと、クエン酸サイクルによって神経に悪影響を及ぼす焦性ブドウ酸を、分解させる働きがあるからです。

クエン酸で完治させることは難しい場合もあるのですが、予防や症状の軽減をすることはできるようです。

ただし、神経痛では酸っぱい味が神経の興奮を高めることもあるので、多めの水に溶かして薄めて飲んだ方がいいでしょう。

また、飲むだけでなくクエン酸水溶液で湿布しても痛みに効果があるので、ぜひお試しください。その場合はクエン酸の量を多めにした方がいいでしょう。

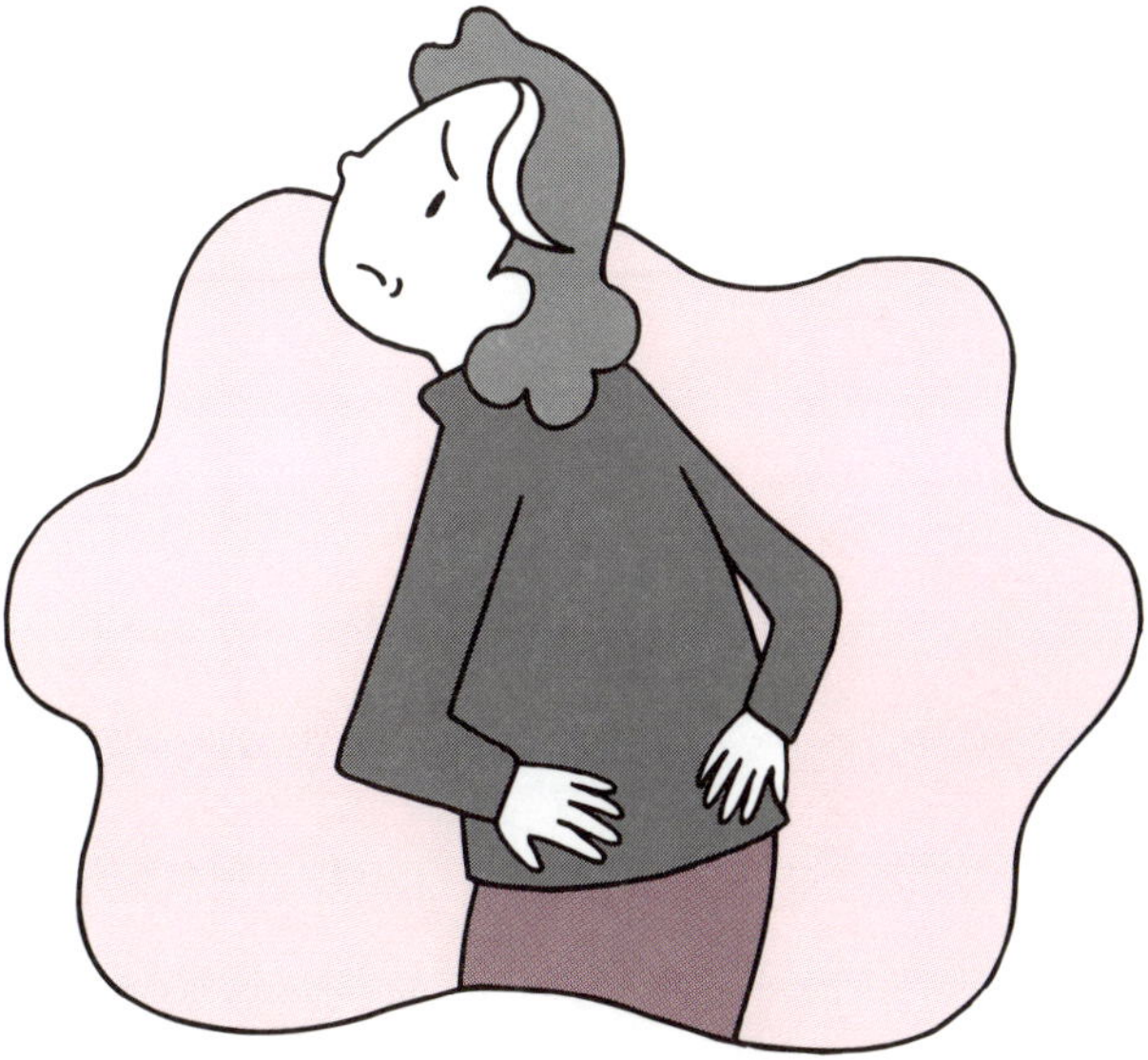

クエン酸は腰痛にも効果

五十肩（四十肩）

血液をきれいにすることが重要

40代または50代以降になると肩の痛みと肩関節の動きが悪くなるというひとが多くなります。これは加齢による影響が考えられており、発症してから3～6か月で治まることもありますが、1年ぐらい続く場合もあります。

一般的にはこの症状を五十肩（40代ですと四十肩）などと呼んでいますが、正式には『肩関節周囲炎』と言います。腕が上がらない、後ろに回せないという症状が多く、夜中に痛みで目を覚ます方もいます。

原因として考えられているのは、肩周辺の筋肉の緊張です。おそらくストレスが肩の筋肉に強くかかったために起こるのでしょう。さらに不規則な生活や偏った食事による血行不良も大きな原因だと見られています。

五十肩だと診断されたら、まず血行をよくするクエン酸を飲んでください。また、クエン酸水溶液で湿布するのもお勧めです。

日常生活では痛いからといって肩関節を動かさないのはよくありません。冷やさないように注意しながら、少しずつでも腕を動かす運動をしましょう。

また、小魚や乳製品などのカルシウムを積極的にとるよう心がけてください。あきらめずに根気よく、リハビリをすることが大切です。

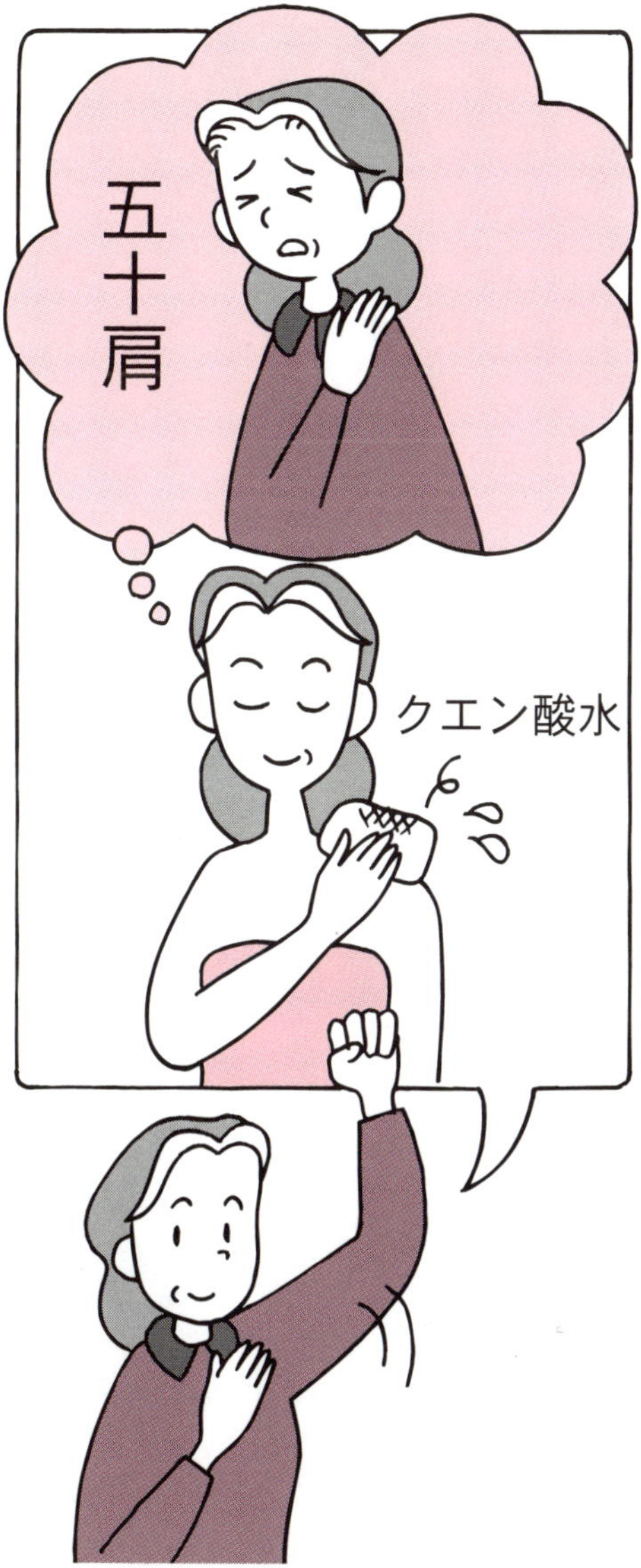

虫歯

虫歯を悪化させる身体の疲れをとる

虫歯は、歯についた歯垢（汚れ）がミュータンス菌（虫歯菌）によって酸に分解され、歯を溶かすことによって生じます。

歯の表面はエナメル質になっており、その下が象牙質、そして歯髄になっています。虫歯は広がり方で1度から4度までの段階に分けられています。甘いものがしみる、痛むなどの症状が起こると3度以上の深い虫歯です。冷たいものがしみる程度では初期虫歯ですが、温かいものがしみるようになると歯髄にまで進行している重症の虫歯と考えられます。

虫歯になる原因は、歯垢の磨き残しがほとんどですが、実は歯質の硬さ、ミュータンス菌の有無などにより、虫歯のなりやすさ・なりにくさに、かなり個人差があることがわかっているのです。

さらに、疲れがたまっている方や、酸性体質のひとは虫歯にかかるリスクが高いとも言われています。正しい歯磨きも重要ですが、並行して身体の疲労回復と酸性体質の解消にも努めましょう。

虫歯

疲労回復にも酸性体質解消にも、クエン酸が効きます。日ごろからクエン酸を飲んでいれば、身体を弱酸性に保つことができるので、少しくらい甘いものを食べても、虫歯の危険はありません。

さらに歯質の健康を守るためには、食事内容の偏りをなくしましょう。

糖分が発酵すると、歯のエナメル質を溶かしてしまうので控えめにしてください。

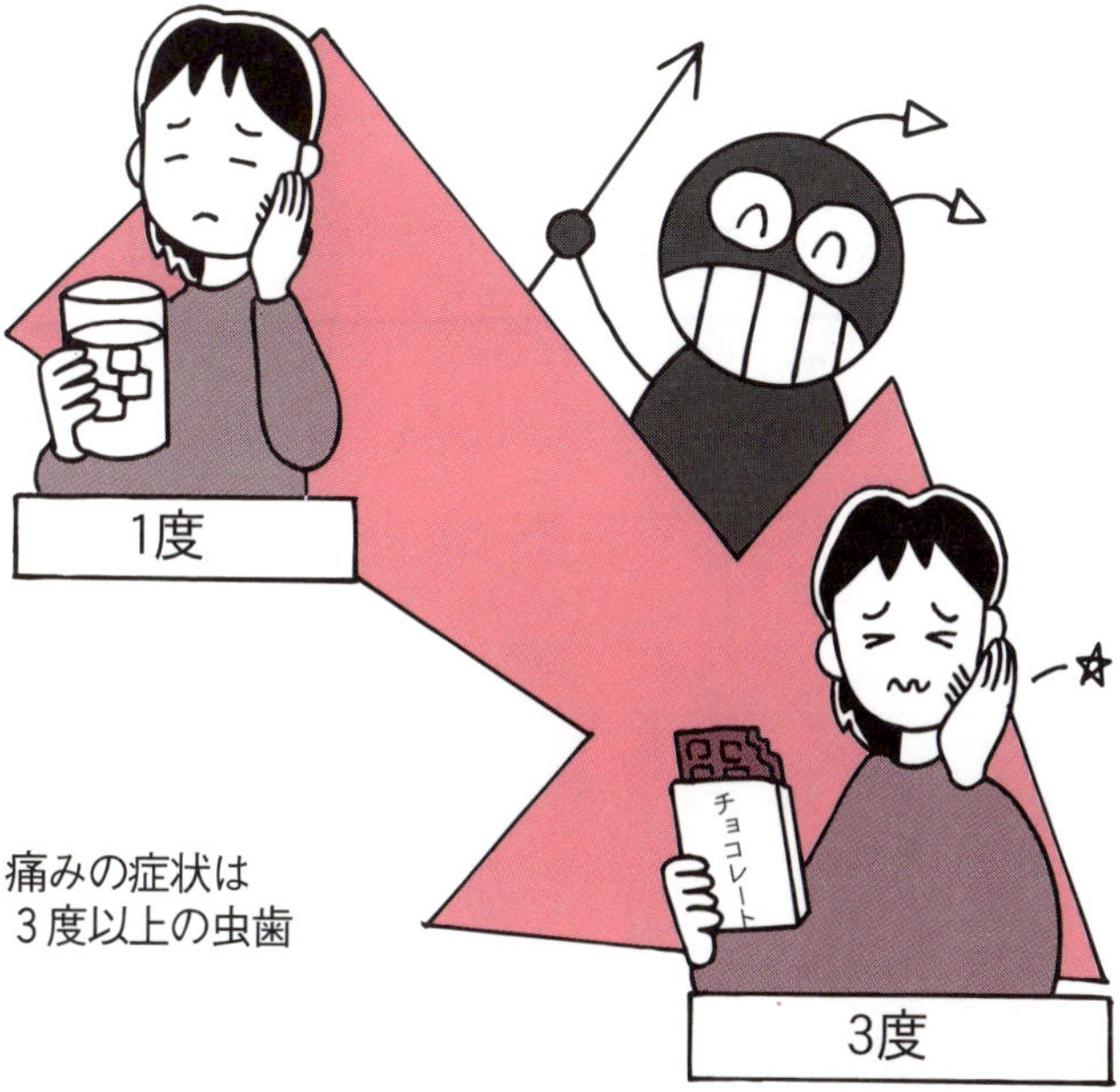

痛みの症状は
3度以上の虫歯

歯周疾患（歯周病・歯槽膿漏）

クエン酸で炎症を抑える

歯周疾患とは、歯の周りの歯肉や歯を支えている骨が侵される病気です。歯磨きやようじで突いただけでも歯茎から血が出たり、炎症を起こしたりします。ひどいときは歯がぐらぐらしたり、口臭がすることもあります。

虫歯と同じように歯垢の磨き残しは大きな原因ですが、歯石や噛み合せの不具合、ストレスや喫煙も炎症を起こす原因になります。

歯周疾患で歯肉が腫れていたら、その部分に水で塗らした指にクエン酸をつけて塗ってみてください。そのあと、水を口に含んで飲みます。しみるかもしれませんが、炎症に効果があります。

ただし、毎日行うと歯が溶ける可能性があるので、治療するまでの応急処置として考えたほうがいいでしょう。クエン酸の粉が歯につかないような注意も必要です。

歯周疾患は虫歯と違って完治させることができるので、根気よく治療をすることも大切です。

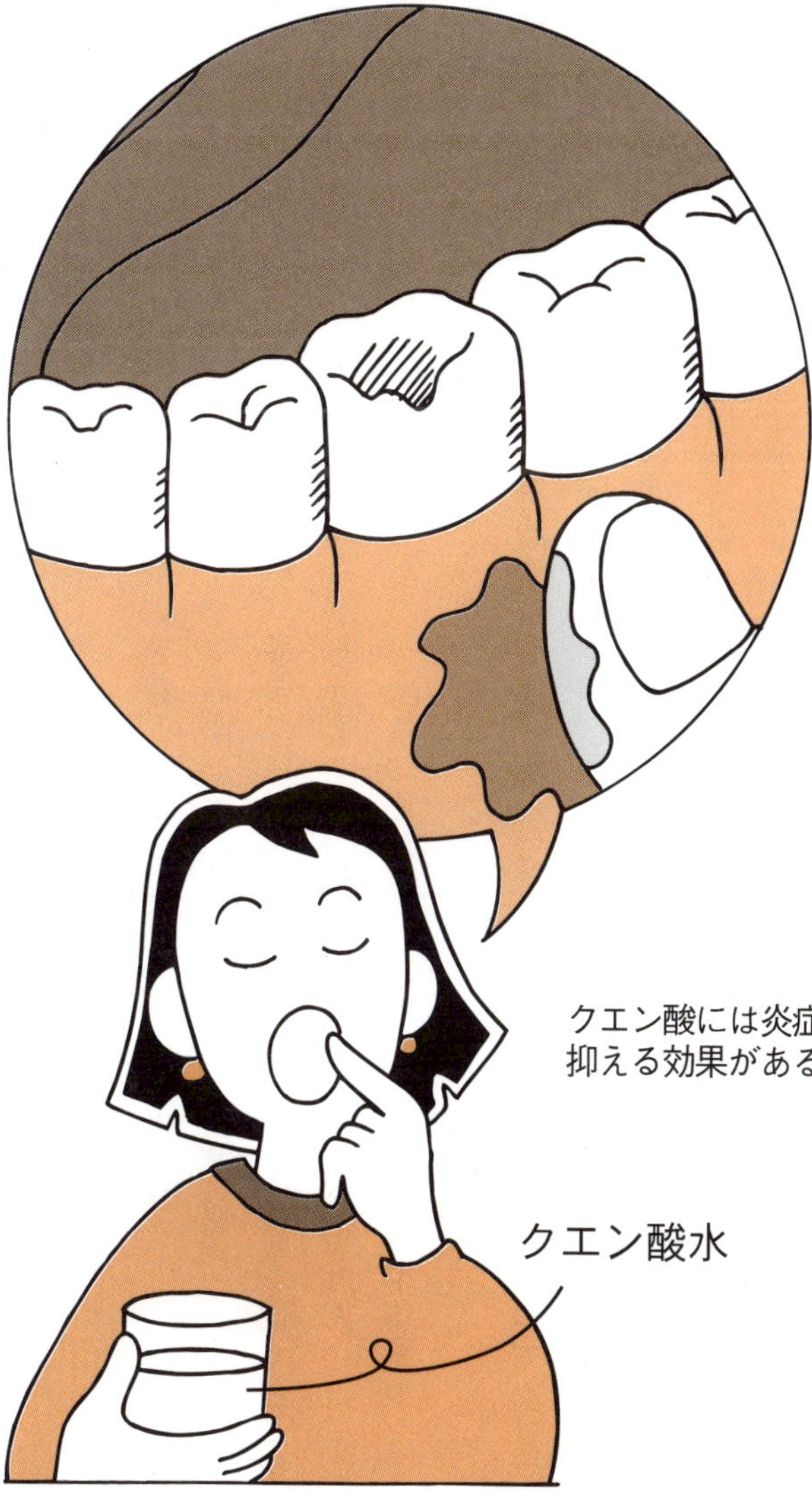
クエン酸には炎症を
抑える効果がある
クエン酸水

水虫

水虫の白癬菌を退治する

水虫は白癬（はくせん）菌が皮膚に感染したことによって発症します。

水虫には3タイプあります。まず1つめが、水ぶくれができる小水疱型、次が足の指の間がジクジクする趾間（しかん）型、最後に足の裏の角質層にできて皮膚が硬くなる角化型です。小水疱型と趾間型はかゆみがありますが、角化型はかゆくなりません。

水虫は珍しいものではありませんが、治りにくい病気です。とくに1日中革靴やブーツなど蒸れやすい靴を履いているようなひとは、なかなか完治しません。

水虫を治すには、白癬菌を退治することが第一です。一般的には症状によってクリームの塗り薬や軟膏などが使い分けられますが、クエン酸も菌を退治するのに有効です。

クエン酸を飲んで、菌の感染に負けない強い身体にすることも重要ですが、クエン酸の粉末を水に溶かして患部に直接塗ったり浸したりしてみるとさらに効果があります。このとき、掻いて傷つけた部分があると非常にしみるので、その部分は避けるようにしてください。

ただし、白癬菌はとても手ごわくて、なかなか死滅しないのが特徴です。症状が治まったように見えても、油断をするとまた水虫がでてくるものです。治ったと思っても半年くらいは続けてください。

さらに、湿気や不潔な状態は治りを遅くする要因ですので、つねに清潔に保って、できるだけ乾燥させるように気をつけましょう。オフィスではスリッパやサンダルに履きかえるのも1つの方法です。また、家族のなかに水虫の方がいると、治っても再び感染するので、家族みんなでクエン酸治療をしてください。

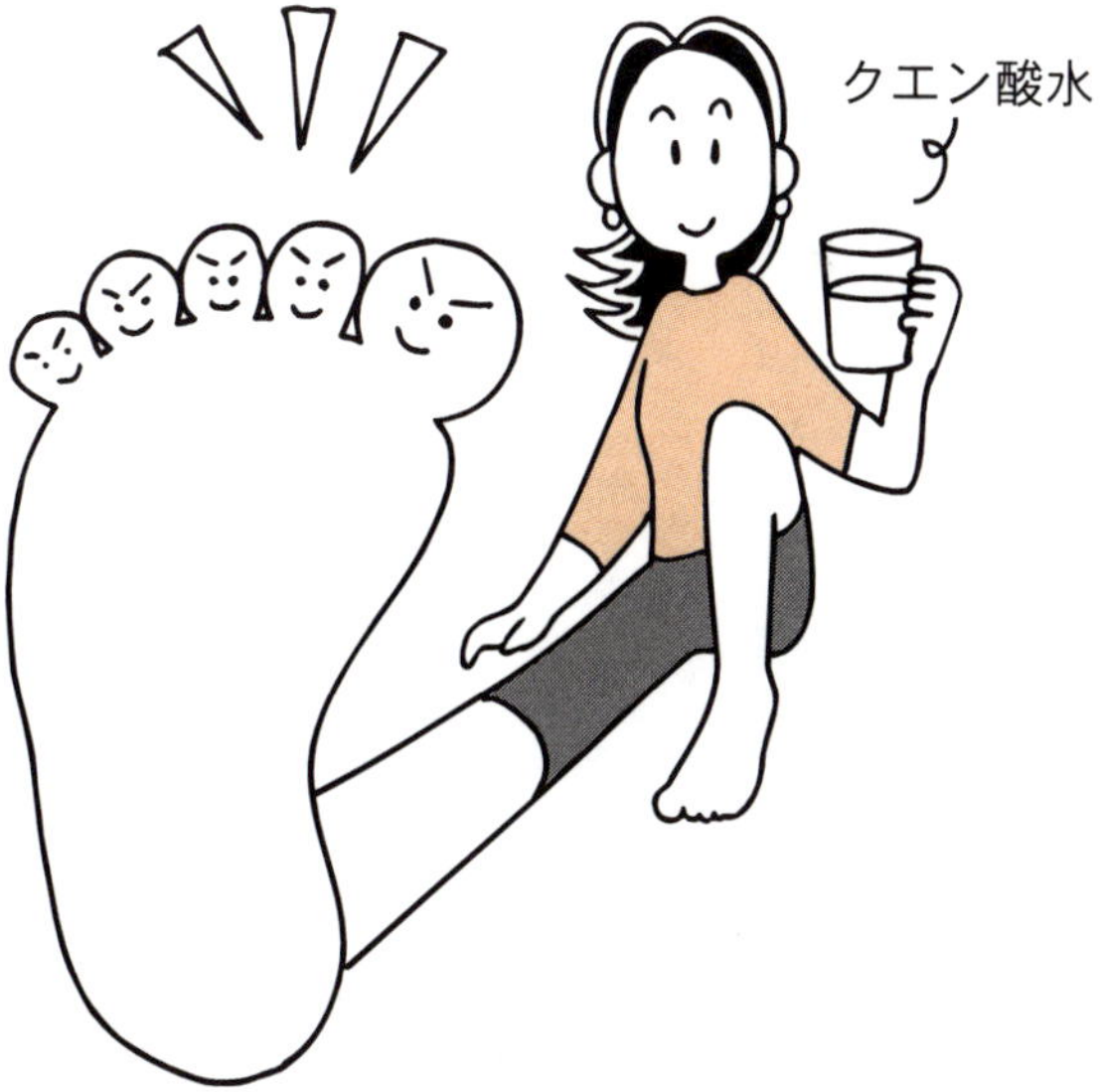

口臭・口内炎

口のトラブルを元から解消

口臭は虫歯や歯周炎・歯肉炎が原因の場合と、胃の調子が悪くて起こる場合の2通りがあります。虫歯などが原因の場合は、治療をすれば口臭は治まりますが、胃の調子が悪くて起こる口臭ならクエン酸が効果的です。

クエン酸は胃の活動の調子を調えて、口臭の原因をとり除く働きをします。また、悪臭を放つ酪酸菌が胃で発生するのを抑えるので、それだけ口臭が減少するのです。

胃からくる口臭でお悩みなら、毎日クエン酸を飲んでください。さらに、胃壁を丈夫にしたり胃液の分泌を正常にするために、良質のタンパク質をとりましょう。

口内炎もよくある口のトラブルの1つで、痛みと不快感がある嫌な病気です。

口内炎で最も多いのはアフタでしょう。アフタは、直径3~10㎜くらいの円形の、浅い潰瘍ができます。また口内炎には、真菌に感染して起こる口腔カンジダ症やウイルス感染の単純ヘルペスもあります。

細菌感染にはクエン酸です。

まず、市販の薬で患部の真菌やウイルスを殺します。そのあと、クエン酸を飲んでください。クエン酸水溶液を口に含んで、しばらく置いておくと、さらに効果があります。

そしてビタミンCやビタミンB_2をとるように心がけてください。とくに緑黄色野菜やうなぎ、レバー（豚、牛、鶏）などがおすすめです。

口内炎は日ごろの健康状態を良好に保つことで防ぐことができます。疲労は口内炎にかかりやすくなる原因でもあるので、クエン酸を飲んで疲れをためないようにしましょう。そして、口の中を清潔にすることも大切です。虫歯があれば口内炎の危険が高まるので、すぐに治療をしてください。ウイルス感染を予防するためにも、まめにうがいをすることも大切です。

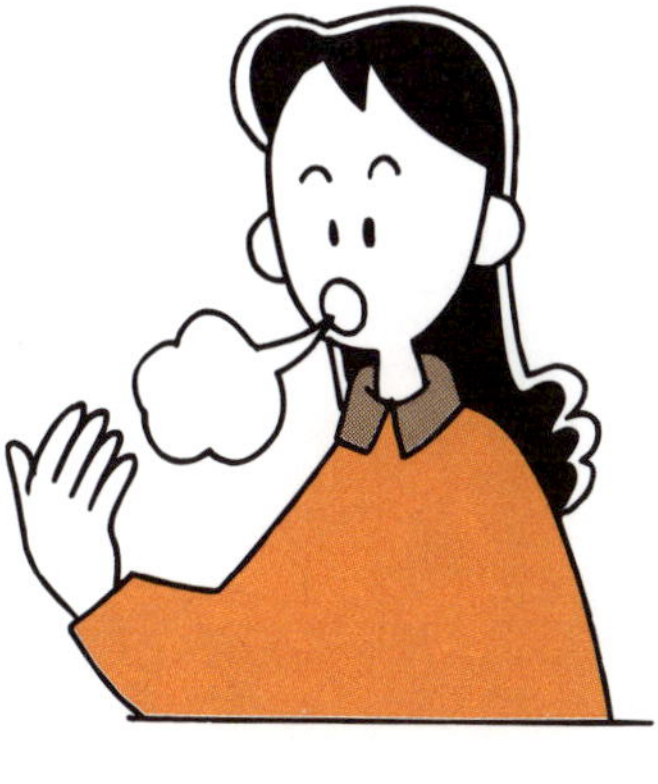

にきび

早ければ1週間で効果が出る

にきびは思春期の男の子、女の子に見られる皮膚の慢性疾患です。顔だけでなく、胸や背中にできる場合もあります。

にきびの原因にはホルモンの分泌が深く関係していると考えられています。また、汗やほこりなどの汚れが毛穴に詰まると出来やすくなります。最近ではアクメ菌という細菌感染も有力な説となっています。

思春期のにきびは、何よりも肌を清潔に保つことです。スポーツのあとや外出先から戻ったら、石けんでよく洗顔しましょう。また、肉類やチーズ、バター、チョコレート、ナッツ類などは、にきびをつくりやすくするので、控えめにします。

日ごろからクエン酸を飲んでいると、にきびができにくい体質になると考えられます。クエン酸はホルモンのバランスを整えたり、細菌感染に効果があることがわかっているからです。また、便秘もにきびが出やすくなる要因ですが、この便秘を改善するのもクエン酸が大きな働きを見せます。

にきびは気になっていじったり、自分で潰したりするとその跡が残って後悔してしまいます。にきびには自分で触らないように注意して、日ごろからバランスのとれた食事をとり、洗顔をまめに行うようにしてください。

クエン酸を使った洗顔はとても効果的です。

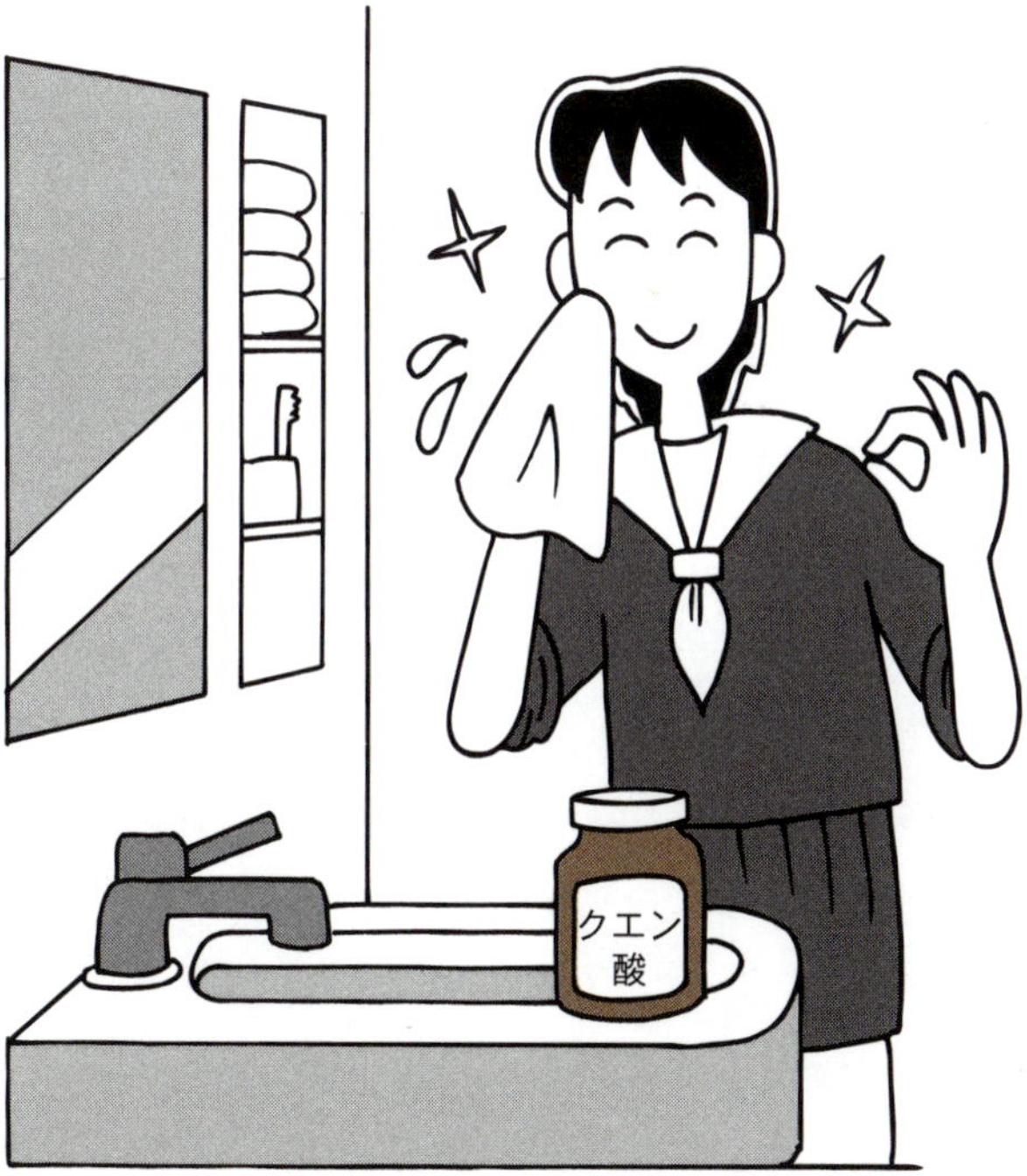

わきが

わきがのもとの細菌を減少

わきがはアポクリン腺から出る汗が原因となっています。このアポクリン腺は、わき、乳房、外陰部など限られた場所にしか分布していません。

本来、汗に臭いはありませんが、皮膚に細菌がいると、汗と反応して嫌な臭いを発生させるのです。アポクリン腺は誰にでもありますが、わきがの強い方は、アポクリン腺の分泌異常が原因のようです。

わきがの治療法は確立されていません。一般的にはデオドラントスプレーや塗り薬で嫌な臭いを抑えています。

予防法は、まずわきを清潔にして、汗を抑えることです。女性ならわき毛の処理をするといいでしょう。また、石けんでよく洗うことも重要です。

わきの細菌対策をするときは、クエン酸を患部に塗ると効果があります。細菌が死滅しやすくなるので、臭いが減少するはずです。

また、わきがを心配しすぎたり、ストレスがたまると、アポクリン腺の異常分泌が促進されやすいので、クエン酸を飲んでリラックス効果を高めるようにしてください。

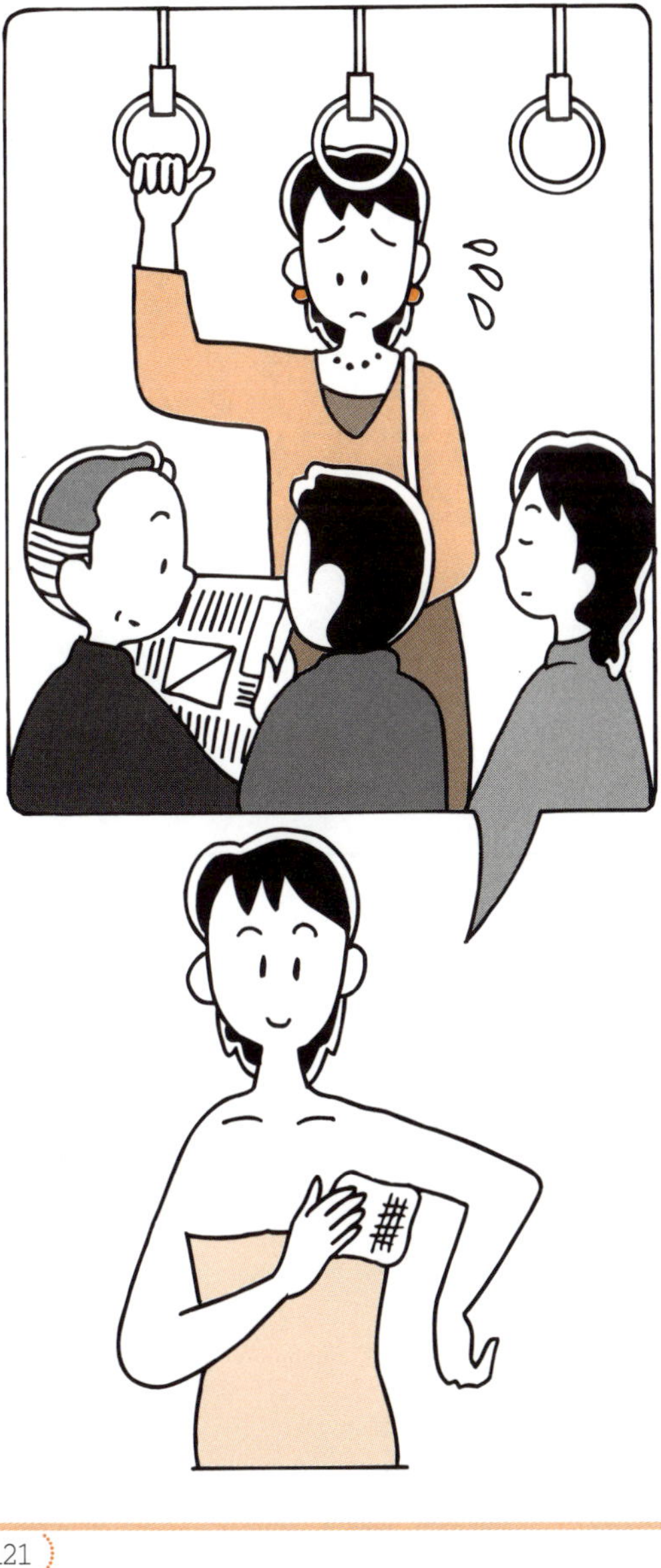

老化・痴呆症

老化の原因・酸性物質をとり除く

老化とは年齢とともに身体が衰えていくことを言います。人間であれば、誰しも老化はするものですし、決して避けられません。

とは言っても、老化は個人差があり、同じ年齢でもいつまでも若々しいひともいれば、年齢よりも上に見られてしまうひともいます。

最近では、老化の原因として活性酸素が関係していることがわかってきました。活性酸素は、酸素からできる物質ですが、酸素と違い身体に様々な悪影響を及ぼします。活性酸素に打ち勝つには、ポリフェノールが多い赤ワインや、緑黄色野菜がおすすめです。

また、疲労も老化を早める可能性があります。そのため疲労を解消するクエン酸は老化を遅らせる効果があります。

脳の老化である痴呆症は発症する方もいれば、まったく発症しないひともいます。痴呆症は記憶障害を中心に、段階的に進行する病気です。

社会への関心の低下からはじまり、うつ状態になったり、妄想的になったりします。記憶障害も出てきて孤立しがちになります。そして判断力が低下したり、作り話をして周囲を混乱させたりします。最もひどくなると失禁や寝たきりになります。

痴呆症にもクエン酸が効果的に働いているという説が有力になっています。実際に、ふだんの健康法としてクエン酸を飲んでいるひとには、痴呆症が少ないという事実があります。毎日、クエン酸を飲んでいつまでも若々しくありたいものです。

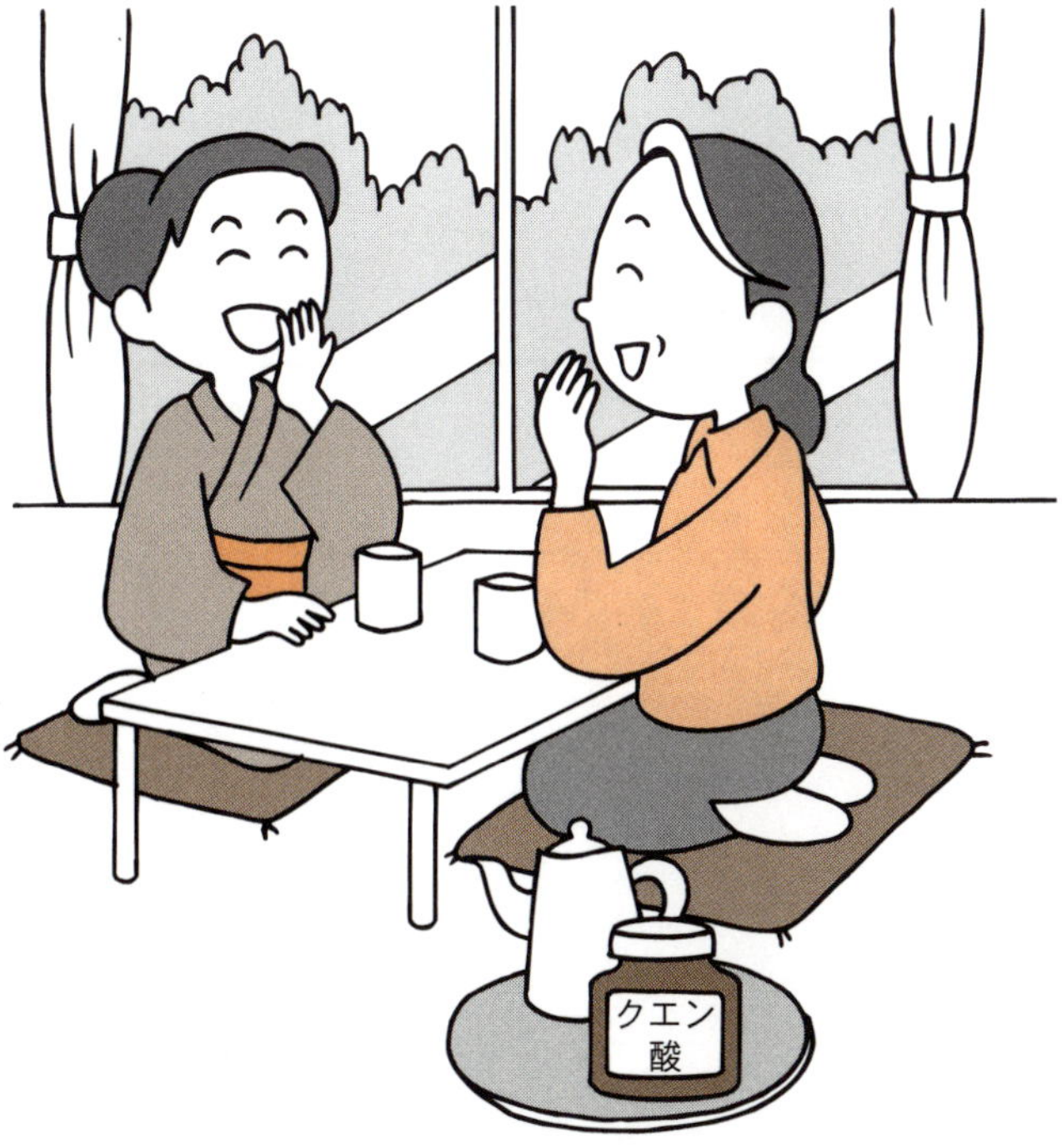

第4章

クエン酸を正しくとれば効果的

1 クエン酸は1日何回飲めばよいか

3時間ごとに飲むのがベスト

クエン酸は健康に絶大な効果がありますが、飲み方を誤るとその効果も半減してしまいます。ぜひ、正しい飲み方を身に付けてください。

体内に入ったクエン酸の効果は2時間後にピークになり、およそ4時間で消滅します。

1日15グラムが目安ですが、これを1回で飲んでも大きな効果は得られないので、数回に分けてください。

家にいることが多い人は、1日分のクエン酸水溶液を作りおきしておけるのですが、お勤めや外出する場合は、粒状タイプのクエン酸を携帯して持ち歩くことで、1日6回の飲用も可能となります。

薬を服用しているひとでも、クエン酸を一緒に飲んでもさしつかえありません。

1日の飲用回数(目安)

1日6回

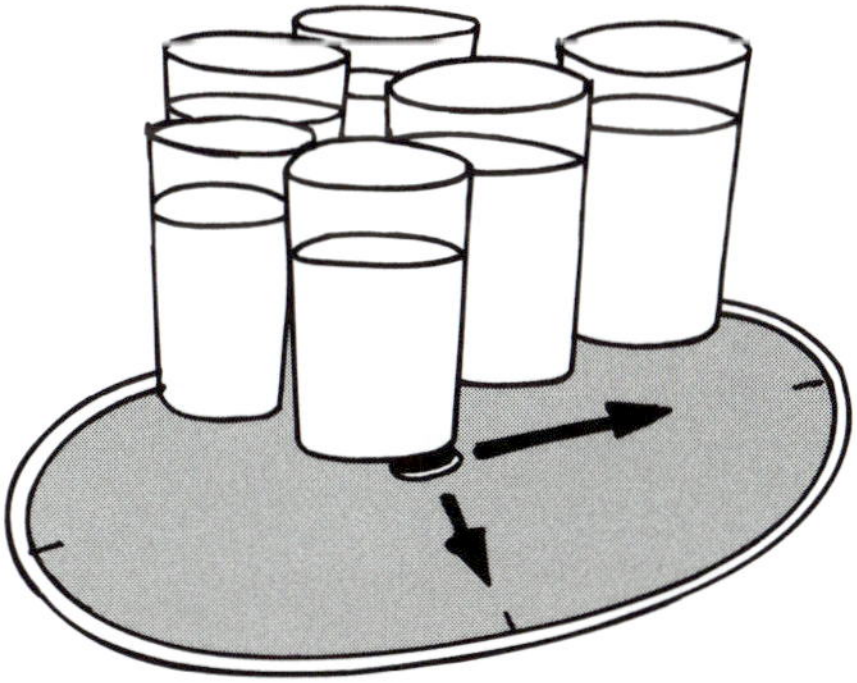

●食事のあと(最中でも可) → 1日3食ですから3回

●食間事(おやつ時) → 2回

●寝る前に → 1回

2 クエン酸の効果的飲用法

自分に合った飲み方をみつけよう

クエン酸を飲むには正しい飲み方を守ることが大事だと先に触れましたが、胃が丈夫なひとと弱い人では飲み方が違ってきます。また、ひとによっては酸っぱいものが大丈夫なひともいれば苦手なひともいますから、まず、自分に合った飲み方をさがすことが大切です。

ここでは、クエン酸の飲み方として6つのパターンを紹介します。

次ページの表には、胃が丈夫な人とそうでない人、酸っぱいものが平気な人と苦手の人、そして、酸っぱいものが苦手な人で果糖などで甘くして飲みやすくしたいが、糖分を控えている人など、さまざまな人に合ったクエン酸水の作り方を紹介したページが示されていますから参照してください。

あなたはどのパターン!?

―飲み方(作り方)の6パターン―

胃が丈夫で
酸っぱいもの
がOKの人

130ページ

胃が弱い人で
酸っぱいものが
OKの人

138ページ

胃が丈夫で
酸っぱいもの
が苦手だが
糖分OK
の人

134ページ

胃が弱い人で
酸っぱいもの
が苦手だが
糖分OK
の人

139ページ

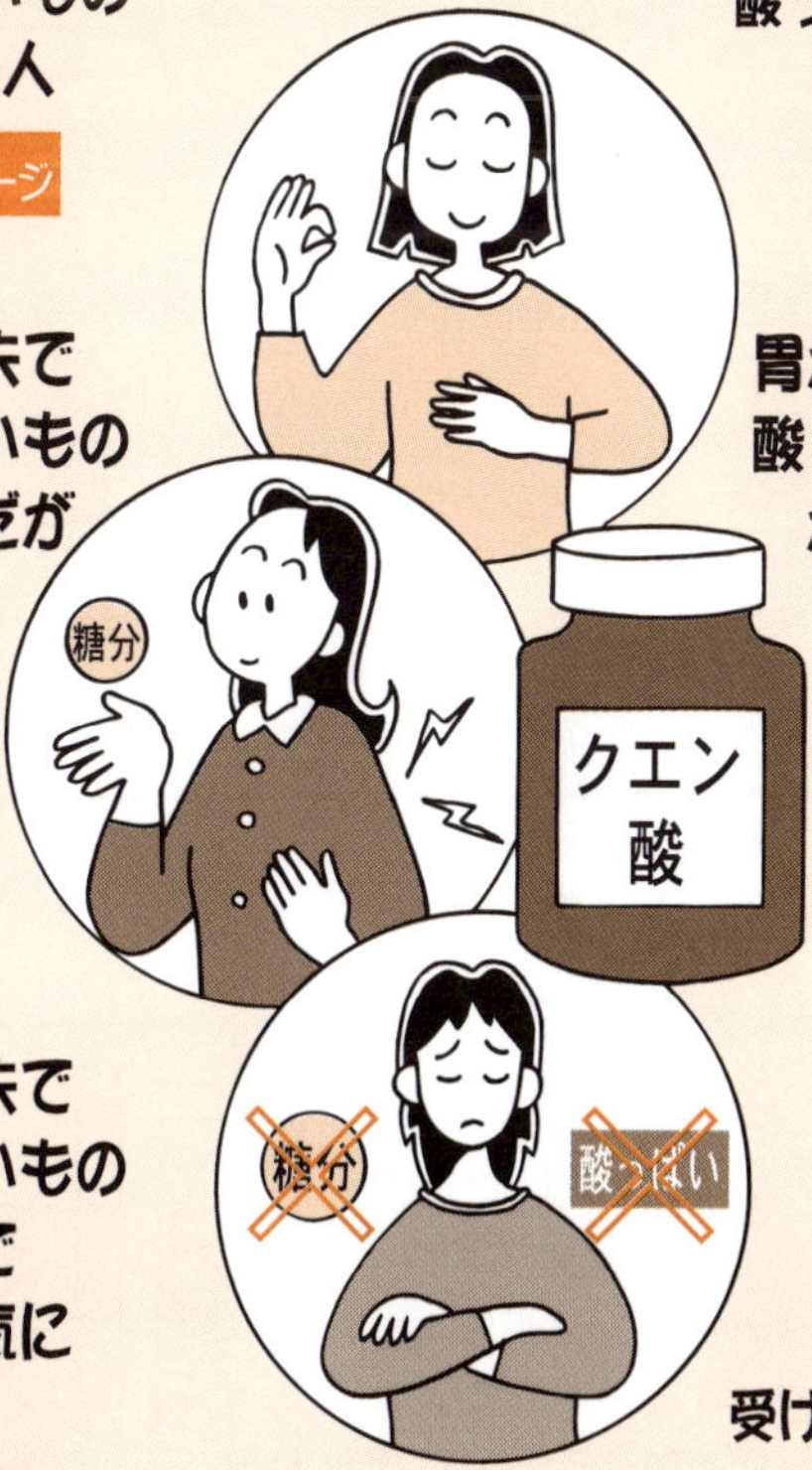

胃が丈夫で
酸っぱいもの
が苦手で
糖分を気に
する人

136ページ

酸味を
受けつけない人

140ページ

胃が丈夫で酸っぱいものがOKの人

クエン酸水の作り方(1日分)

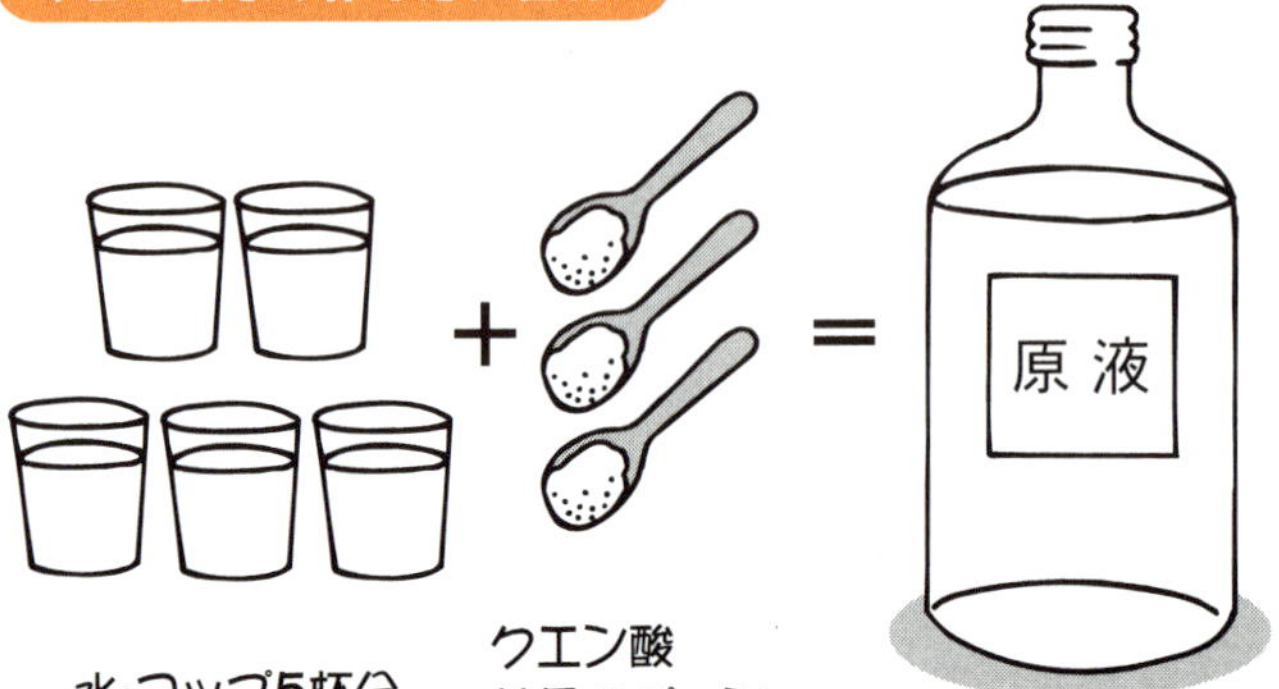

水・コップ5杯分

クエン酸
計量スプーン
すり切り3杯
(15g)

容器はガラス製のもの
または、ペットボトル
(1ℓ用)

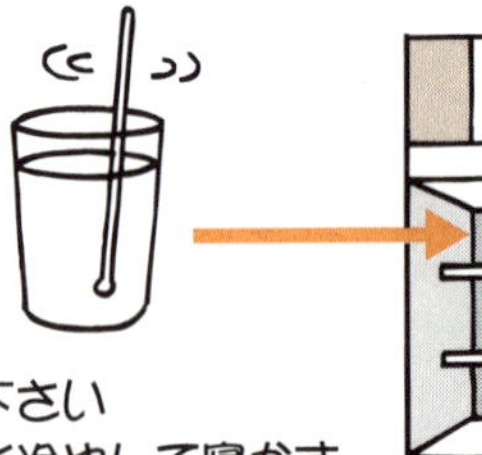

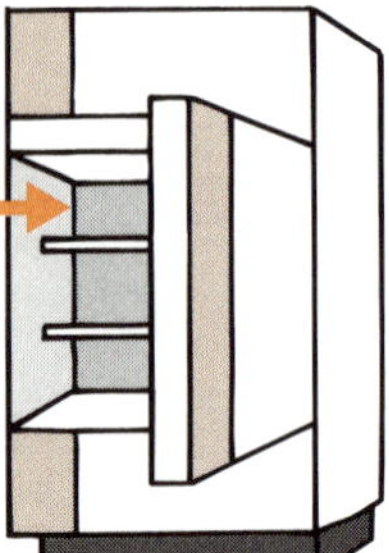

●よく混ぜて下さい
●冷蔵庫でよく冷やして寝かすと、カドがとれてまろみが出ます(1日より3日の方がよりベターです。)

飲み方

〈食後3回の量の決め方〉

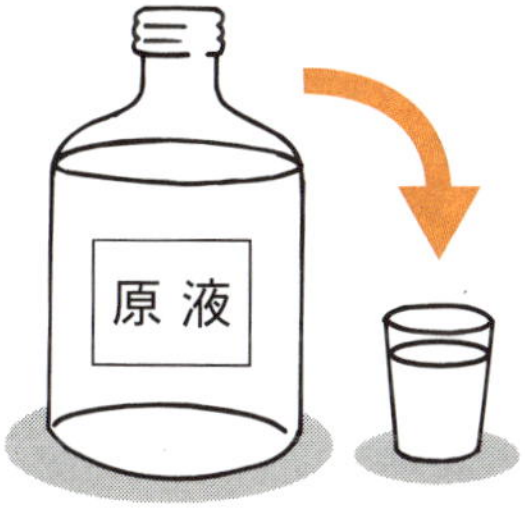

小分けした原液を食後すぐ飲んで胃に違和感(チクチク、ムカムカ)がなければOK

違和感のあった人の場合

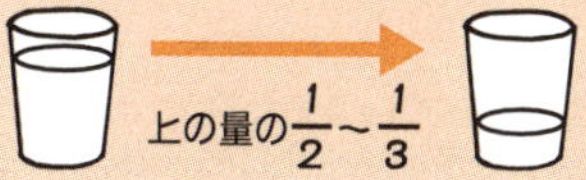

胃に違和感のない量を試し飲みしてください。
(別の水でうすめてみる)

〈食間時の量の決め方〉

食後の量の$\frac{1}{2}$〜$\frac{1}{3}$の原液をコップに入れて水でうすめ、違和感がないか試し飲みしてください。

ポイント

飲める量を早く見つけることがポイント
最低6カ月継続して飲んでください。

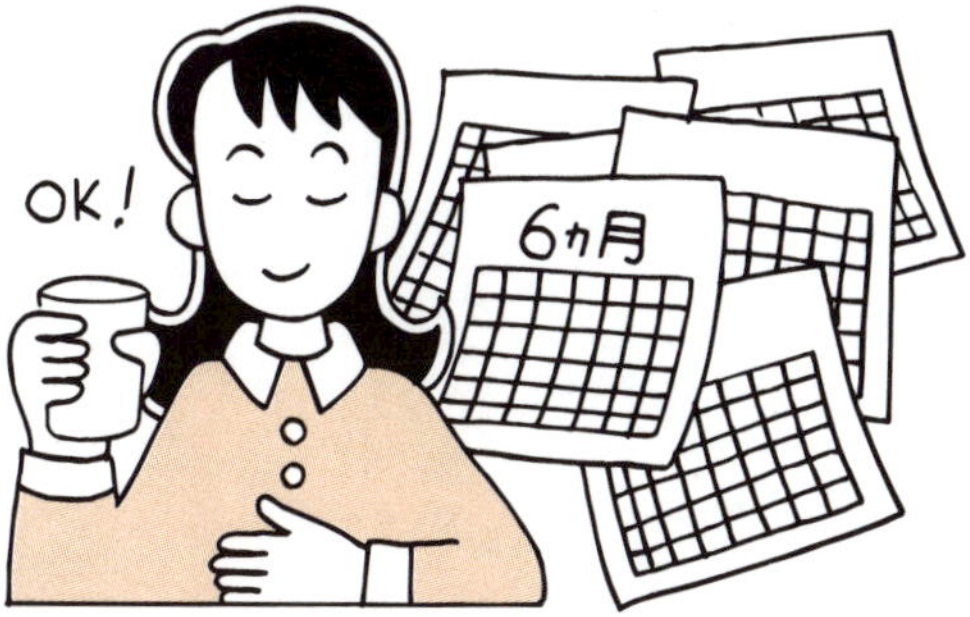

いろんなものに混ぜて飲もう

クエン酸粉は、牛乳、コーヒー、紅茶のほか、アルカリ水やヤクルトなど、何と混ぜて飲んでもさしつかえありません。牛乳と混ぜるとヨーグルト状になり、そのままで、飲むヨーグルトとなります。この飲み方は、牛乳によるカルシウム補給にもなるので、おすすめです（クエン酸にはカルシウムの吸収を高める効果があります）。

食間時に飲むときには、先に牛乳やチーズ（低脂肪のもの）を食べると、事前に胃壁を保護してくれますので飲みやすくなります。クエン酸をオブラートに包んで飲む人もいますが、特に食間時には急に胃壁を刺激しますのでおすすめできません。注意してください。

粒状タイプのクエン酸

市販の粒状タイプのものには1回に飲む量の目安が示されていますが、その目安量が飲めるかどうかはクエン酸粉と同様に違和感があるかどうかで決めてください。

たとえば、食後20粒を飲んだときに違和感がなければその粒数、違和感があった場合は2分の1から3分の1に減らして試し飲みをして決めてください。食間時も同様に、食後の粒数の2分の1から3分の1に減らして違和感があるかどうか試し飲みをして決めてください。粉末でも粒状タイプでもクエン酸を飲む最大のポイントは、量ではなく、回数を多く飲むことです。1日6回を目安に継続して飲んでください。

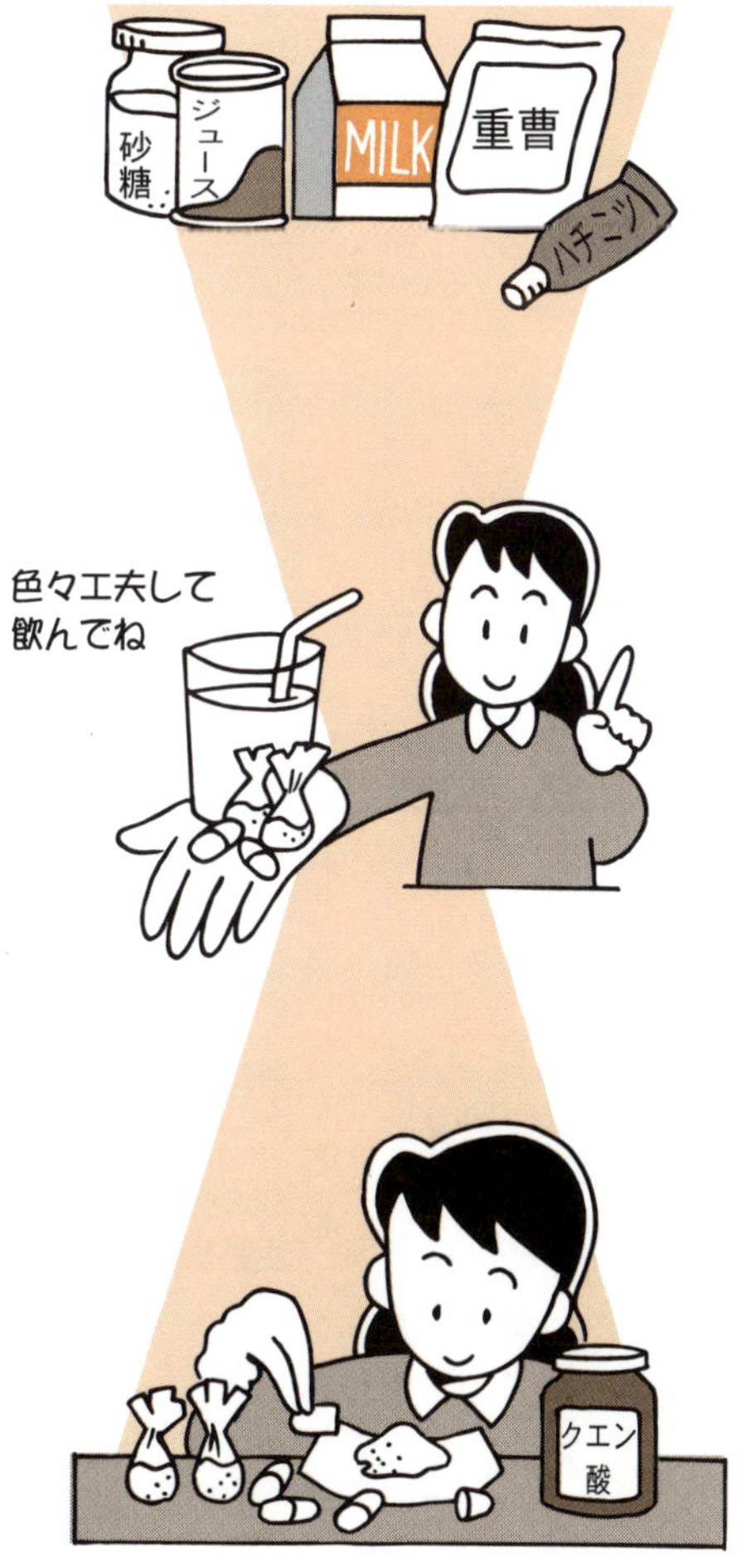

胃が丈夫で酸っぱいものが苦手だが糖分OKの人

クエン酸水の作り方（1日分）

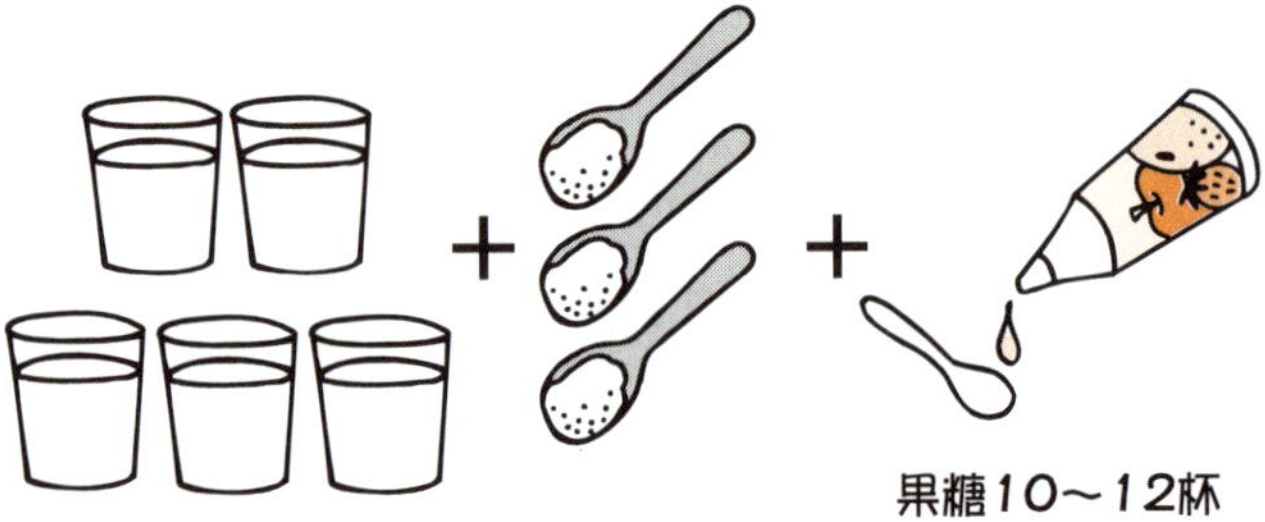

水・コップ5杯分

＋

クエン酸
計量スプーン
すり切り3杯
（15g）

＋

果糖10〜12杯
（甘さ適宜）

＝

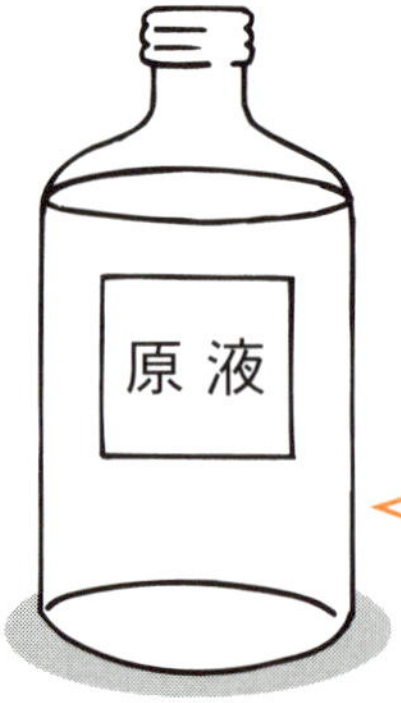

容器はガラス製のもの
または、ペットボトル
（1ℓ用）

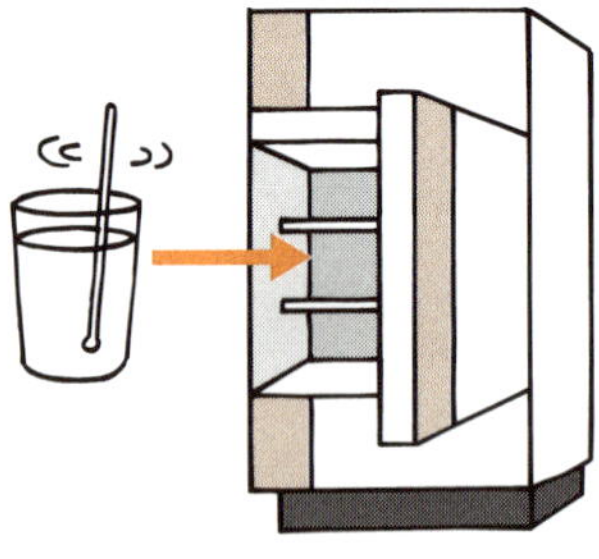

●よく混ぜて下さい
●冷蔵庫でよく冷やすと一段と美味。ホットにしてもおつな味です

飲み方

〈食後3回の量の決め方〉

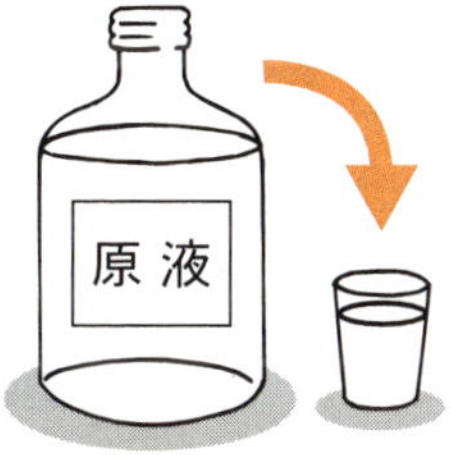

小分けした原液を食後すぐ飲んだ時胃に違和感(チクチク、ムカムカ等)がなければその量が食事後の量です。

違和感のあった人の場合

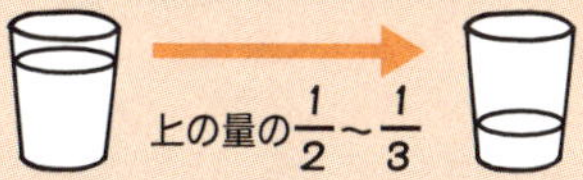

胃に違和感のない量を試し飲みしください。
(別の水でうすめてみる)

〈食間時の量の決め方〉

食後の量の$\frac{1}{2}$~$\frac{1}{3}$の原液をコップに入れて水でうすめ、違和感がないか試し飲みしてください。

ポイント

飲める量を早く見つける
ことがポイント
最低6カ月継続して
飲んでください。

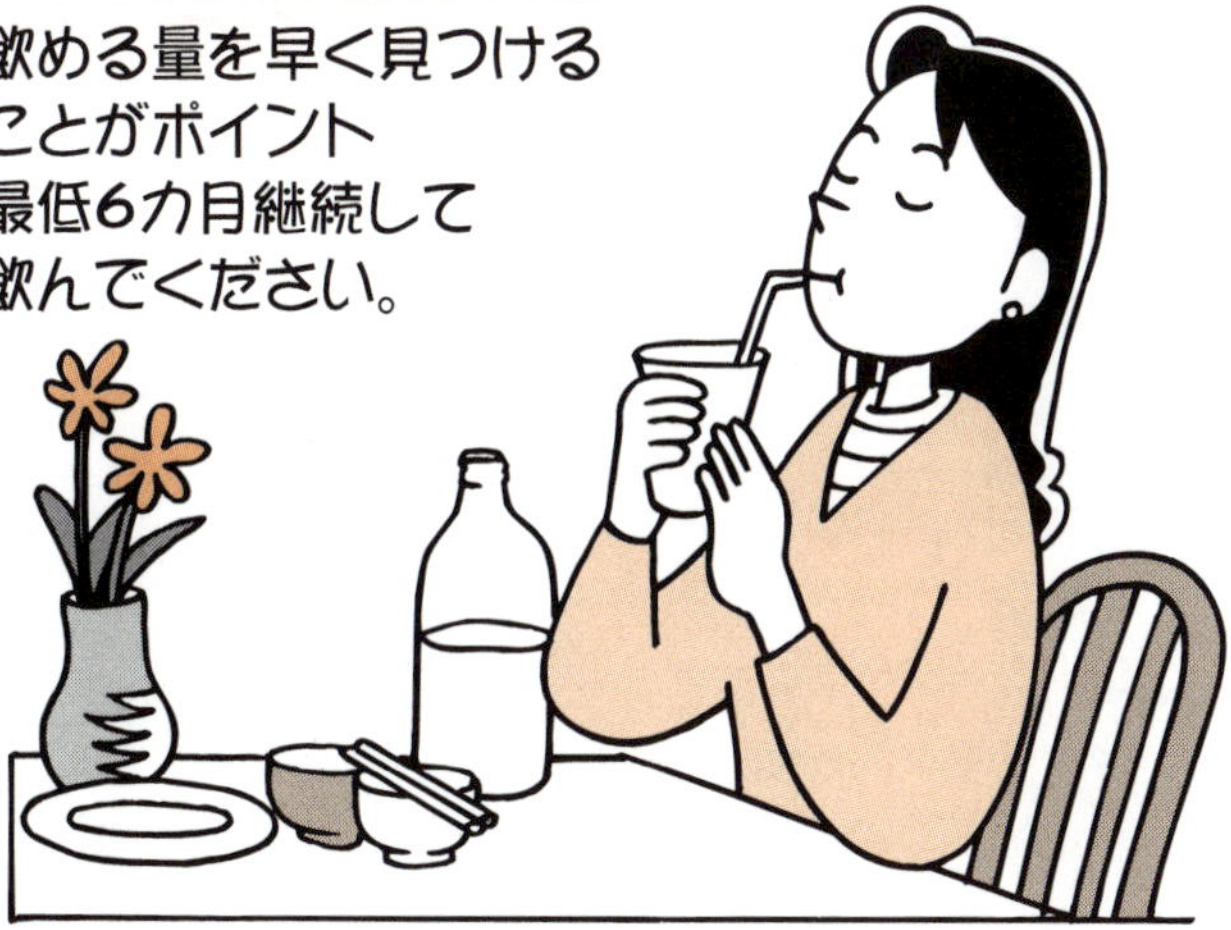

胃が文夫で酸っぱいものが苦手で糖分を気にする人

卵のカラを利用したクエン酸水の作り方(1日分)

コップ1杯中に
卵のカラとクエン酸
を入れる
(卵のカラはくだかない)

＋

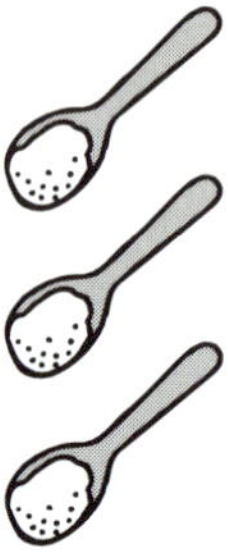

クエン酸
計量スプーン
すり切り3杯
(15g)

＋

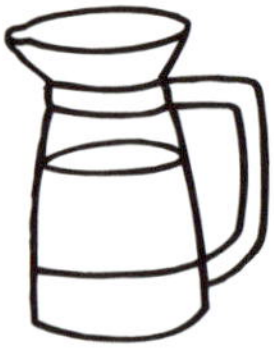

水・コップ1杯
(180cc)と
800ccの水

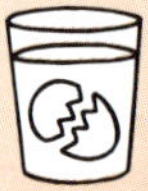

この状態で
24時間放置
(1日より3日間放置
すると万全です)

＝

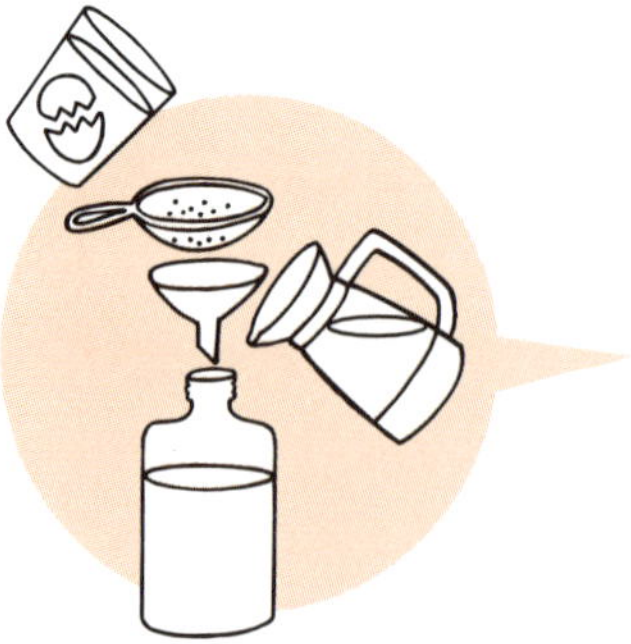

茶こしでこし、じょうごを使って、
別の容器に移し、水(800cc)を
口元まで入れる。

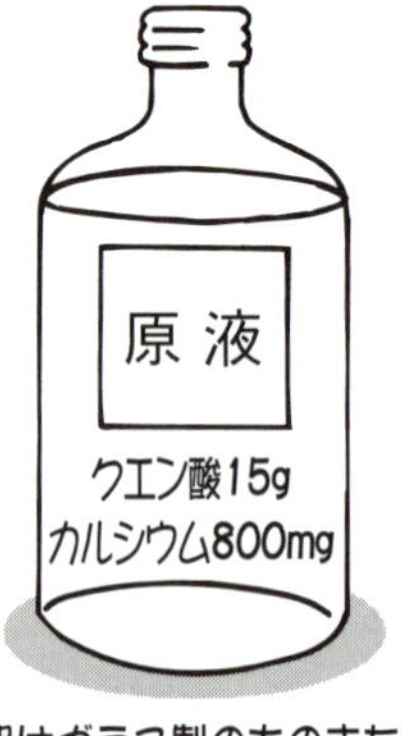

容器はガラス製のものまたは、
ペットボトル(1ℓ用)

飲み方

違和感のない量を見つけて飲んでください。
※5〜6分経過しますと、
アワ状のものが出ます
が、心配ありません

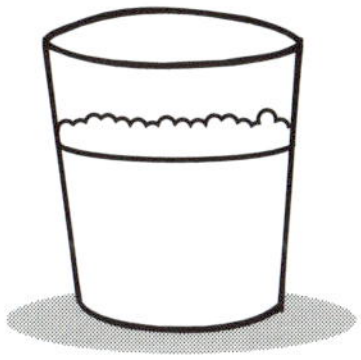

ポイント

卵のカラを使うことで酸味がかなり和らぎます。酸っぱいものが苦手な人でも十分OK。冷蔵庫で冷やすと、さらに酸味がとれます。卵のカラから抽出されるカルシウムの(800mg)補給にもなりますのでおすすめです。また、果糖などの糖分を少々加えますととてもおいしく、お子さんにも喜ばれます。

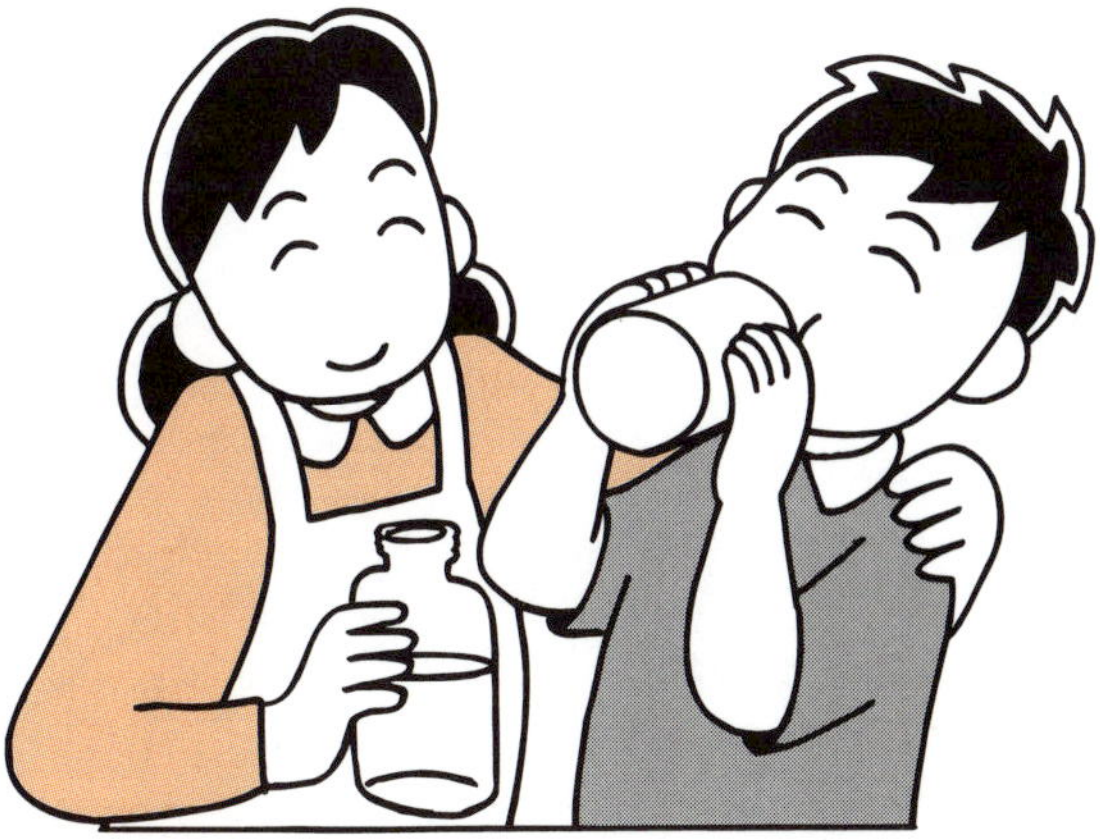

胃が弱い人で酸っぱいものがOKの人

クエン酸水の作り方（1日分）

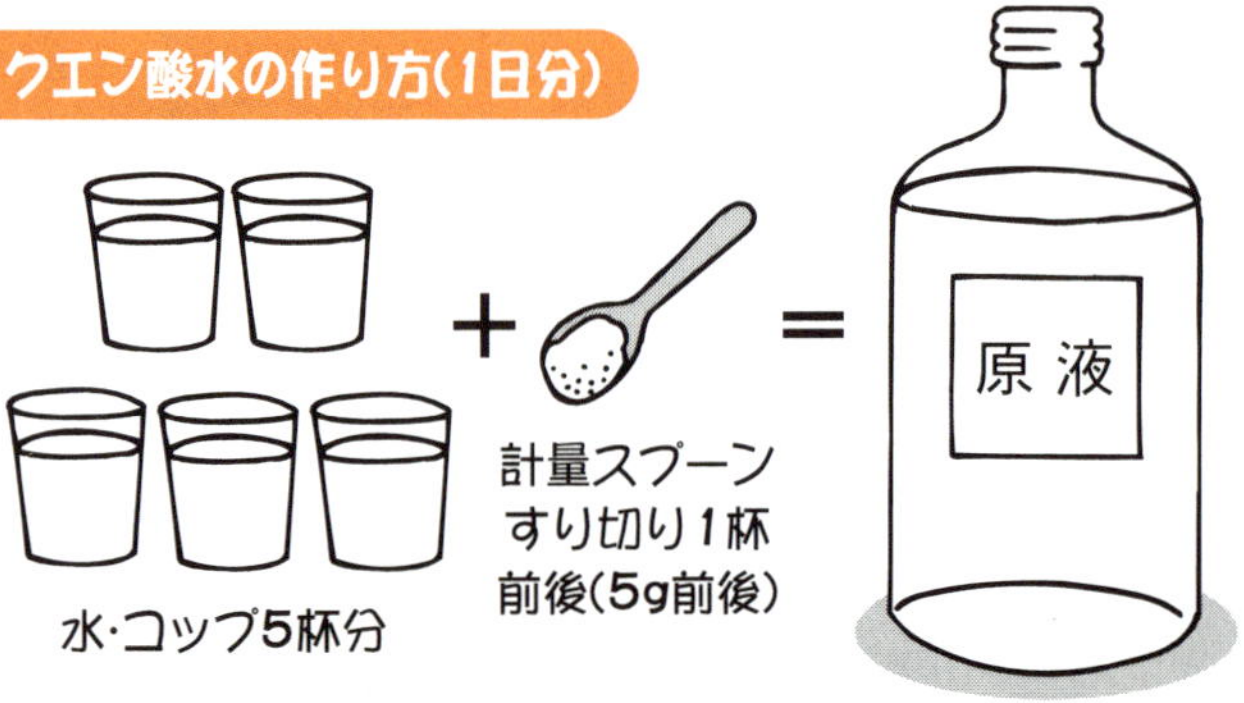

容器はガラス製のもの
または、ペットボトル
（1ℓ用）

飲み方

〈食後3回の量の決め方〉

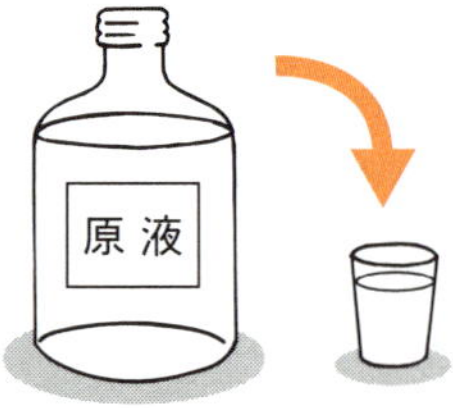

食後・食間の量は131ページと同様に、違和感を尺度にして決め、お飲みください。

〈粒状タイプの飲み方〉

何粒飲めるかは胃と相談して下さい（132ページ参照）。

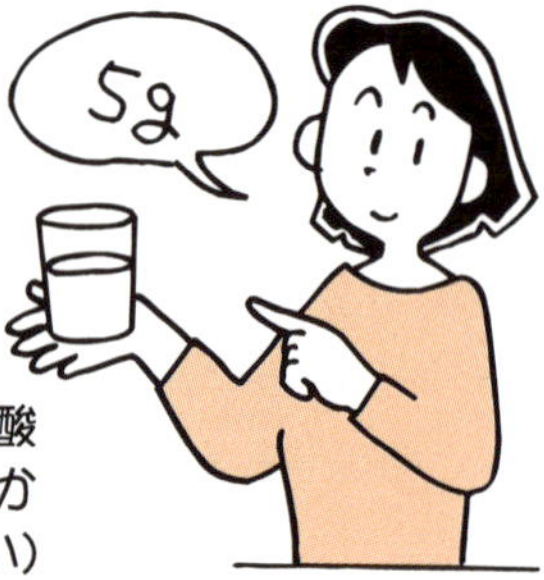

ポイント

胃の丈夫な人と同様にはクエン酸は飲めませんので、クエン酸5gから始めてください。（無理はしない）

胃が弱い人で酸っぱいのが苦手、糖分OKの人

クエン酸水の作り方(1日分)

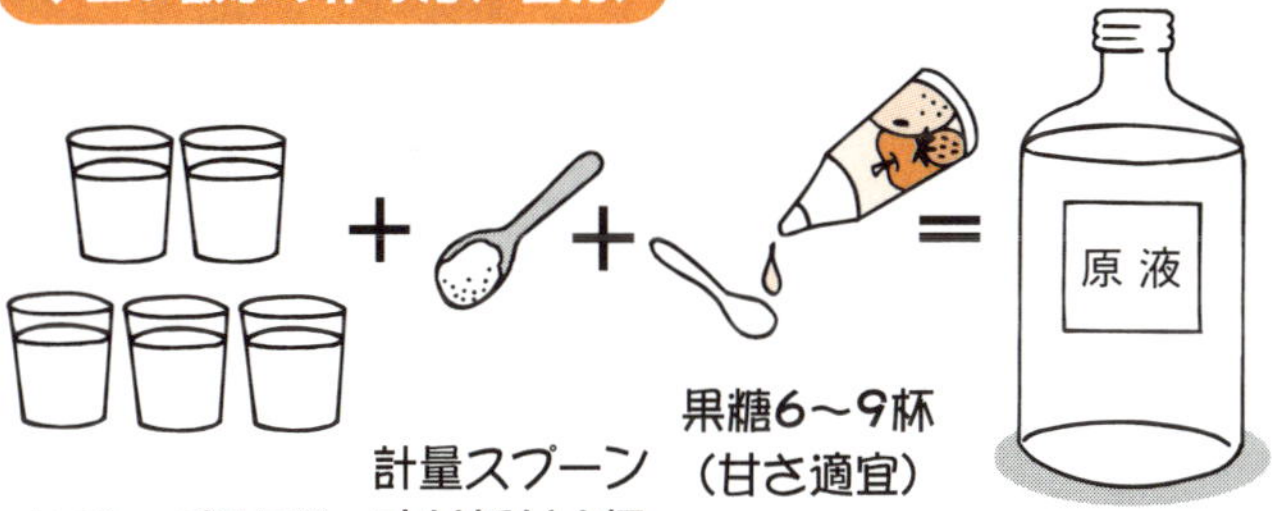

水・コップ5杯分

計量スプーンすり切り1杯前後(5g前後)

果糖6〜9杯(甘さ適宜)

容器はガラス製のものまたは、ペットボトル(1ℓ用)

飲み方

〈食後3回の量の決め方〉

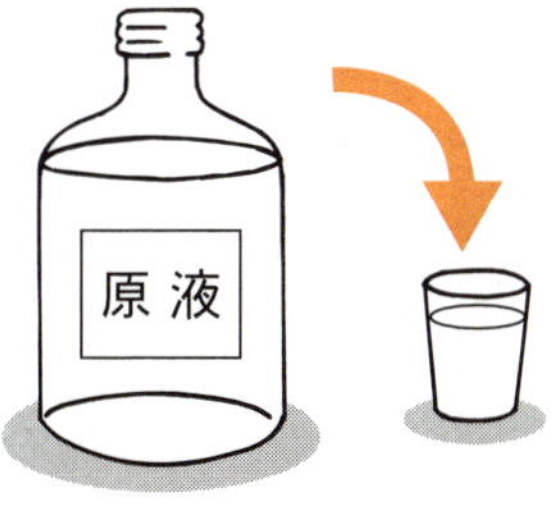

クエン酸量の大・中・小でなく、自分に合った食後・食間の量を一早く決め、こまめに飲んで(6回)継続すること。(132ページ参照)

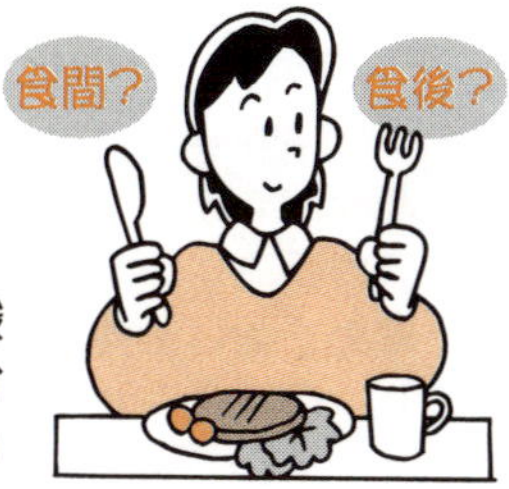

ポイント

胃の丈夫な人と同様にはクエン酸は飲めませんので、クエン酸5gから始めてください。(無理はしない)

胃が酸味を受けつけない人

クエン酸水の作り方（1日分）

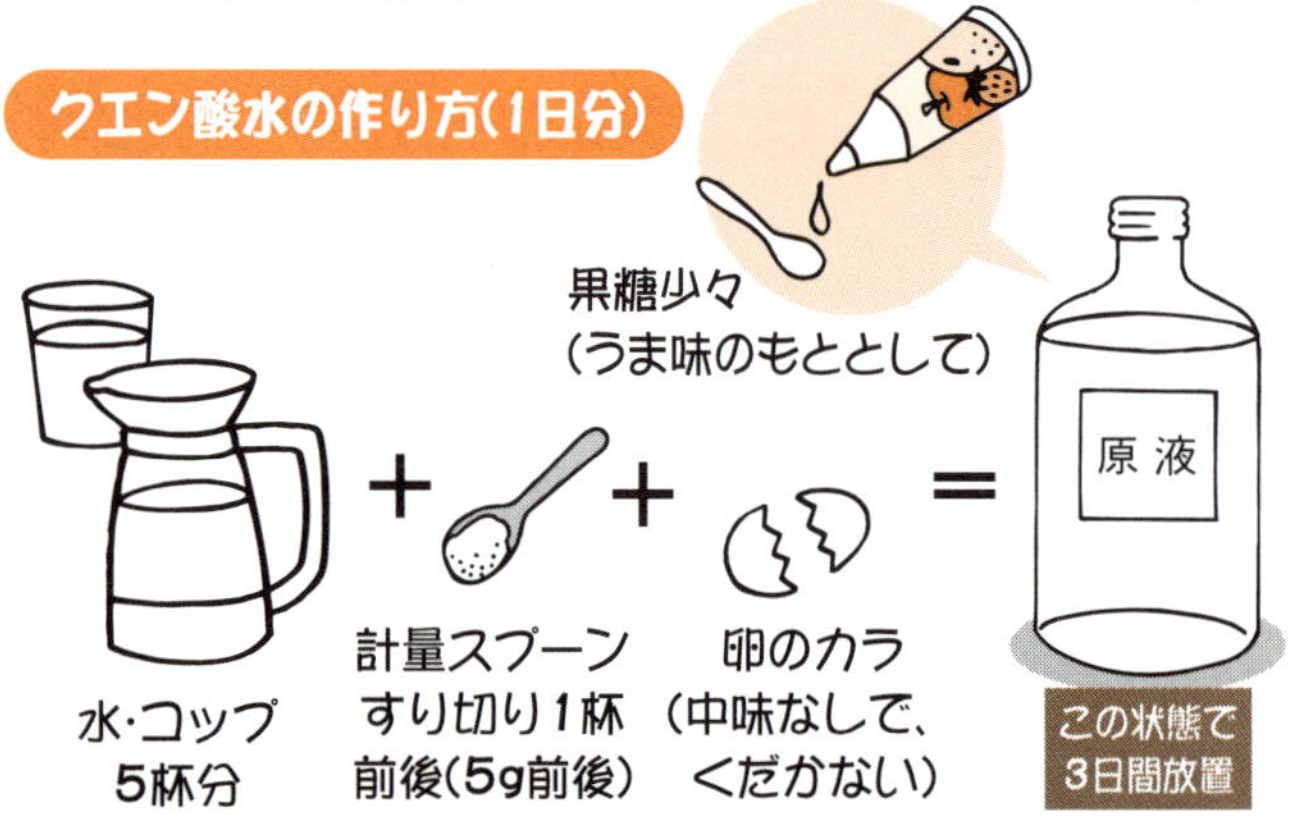

容器はガラス製
のものまたは、
ペットボトル
（1ℓ用）

飲み方

〈食後3回の量の決め方〉

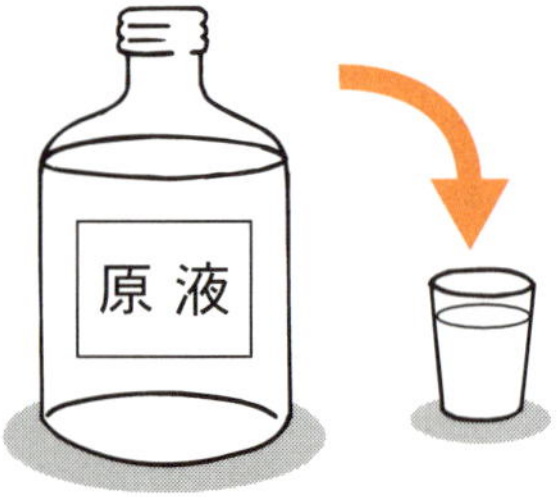

小分けした原液を食後すぐ飲んでチクチク、ムカムカなどの違和感がなければOK（131ページ参照）

ポイント

卵のカラを使いますと胃の弱い方でも胃の丈夫な人のように飲める場合もありますので、クエン酸量、水は適宜調整して、あくまで違和感を尺度にした適量を飲み続けてください。（ムリ飲みはしない）

ポイント総まとめ

- 糖分利用は果糖でなくとも、ハチミツ、白砂糖・オリゴ糖、何でも結構です。
- 胃の弱い人、酸っぱいものが苦手な人には卵のカラを利用したクエン酸水をおすすめします。
- お勤めの方・外出される人は粒状タイプを持参し、1日6回飲用をぜひ心がけましょう。

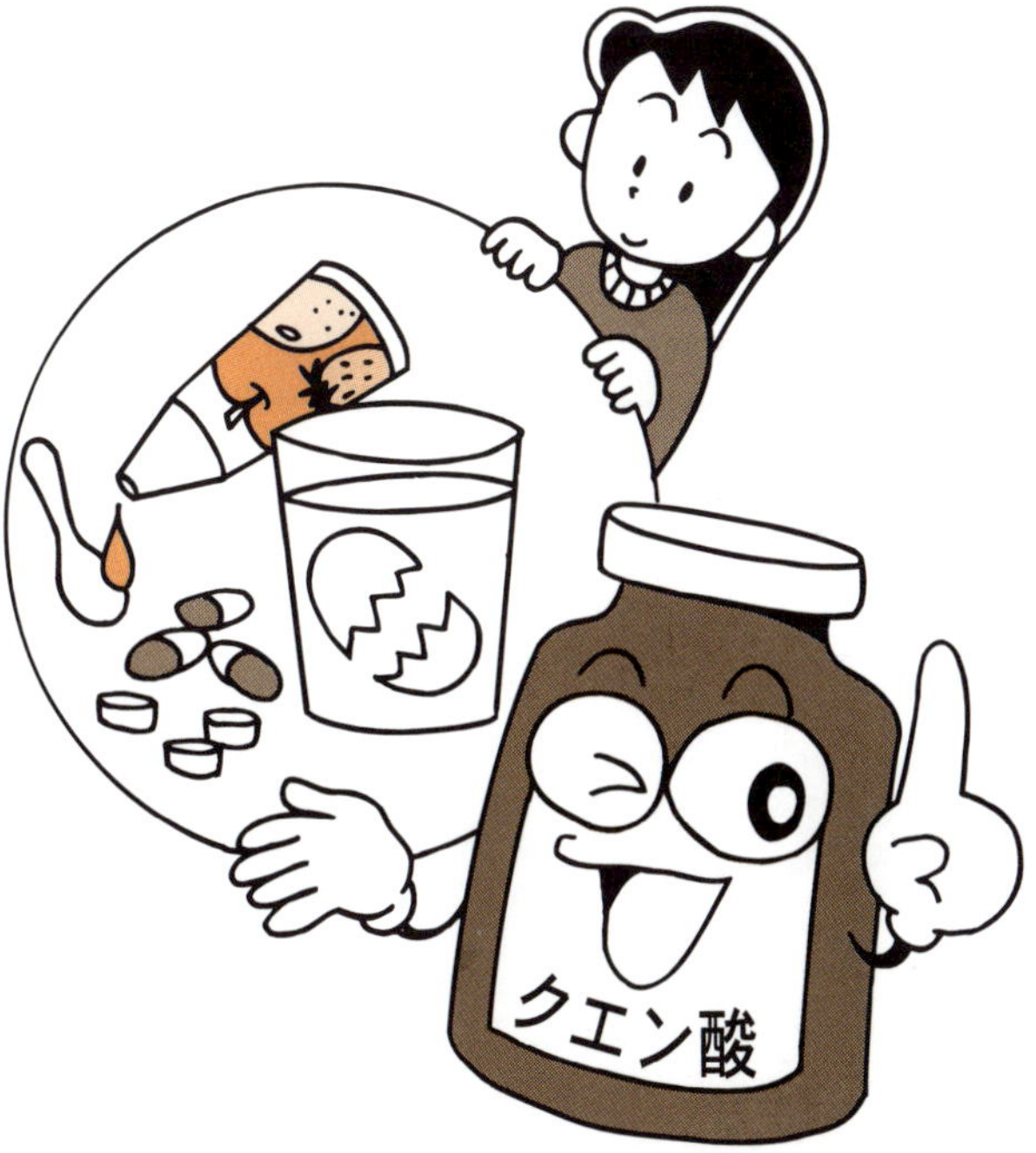

3 クエン酸で体調が悪化したように感じたら

クエン酸に副作用はない

まれにクエン酸を飲み始めたときに、体調がかえって悪化したと訴える人がいます。しかし、クエン酸の副作用は、学会などでも今のところ発見されていないので、実は心配がいらないのです。

漢方の世界では瞑眩現象（めんげんげんしょう）と呼んでいます。

また、宿便という腸に蓄積された黒っぽい便が出ることもあります。たいがいは、数日から2週間程度で治まってしまいますが、長い間病気を患っていた場合は、好転反応が強く出ることを覚えておいてください。

また、動脈硬化があった人は、血管についている老廃物がとれるときにかゆみを感じることがよくあります。

あまり症状が激しく、苦痛を感じるようなら、一度クエン酸を中止してみてください。

好転反応の症状が治まったら、再び少量のクエン酸を飲むところから始めましょう。

好転反応は一時的

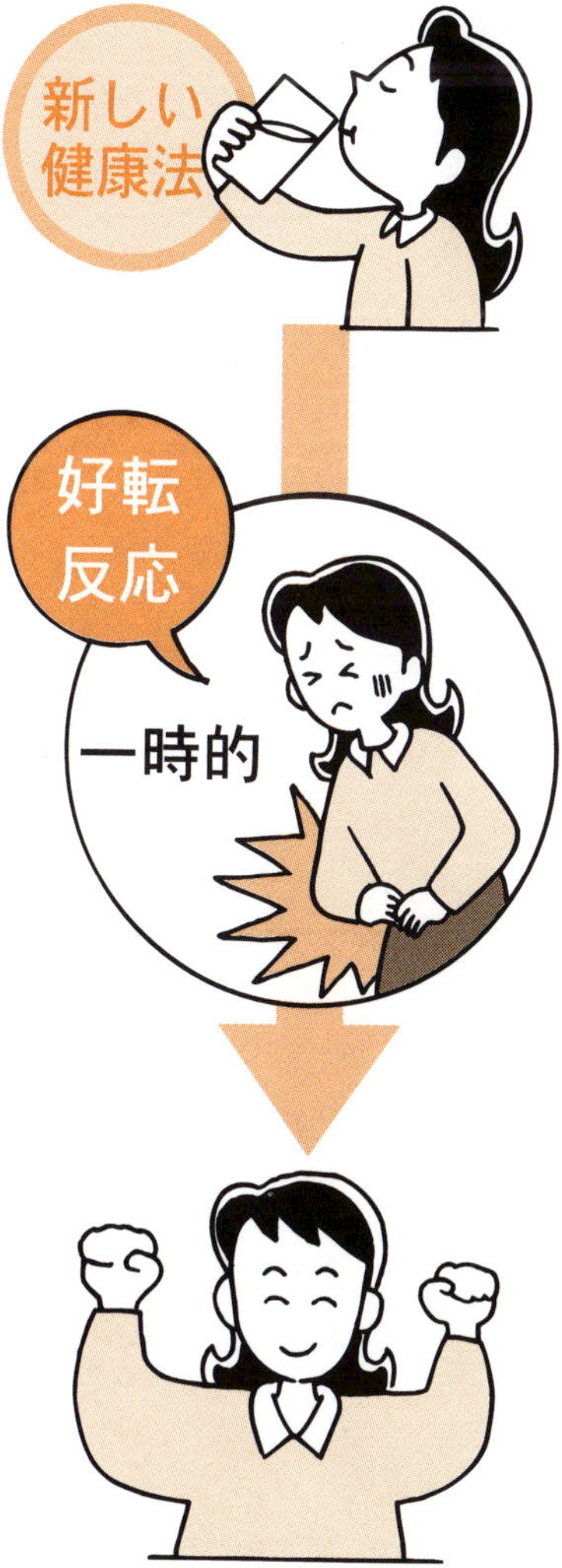

回復したら、そういった症状はなくなります。

4 飲むだけではもったいないクエン酸の効果

クエン酸は飲む以外にもいろいろな使い方があり、外用薬代わりや美容液としてもお勧めです。その使い方を紹介しましょう。

健康編……①

目薬・目の洗浄

水に少量のクエン酸を溶かします。舐めてみて酸っぱさが感じられない程度の薄さにしてください。目を洗うときに使用できます。

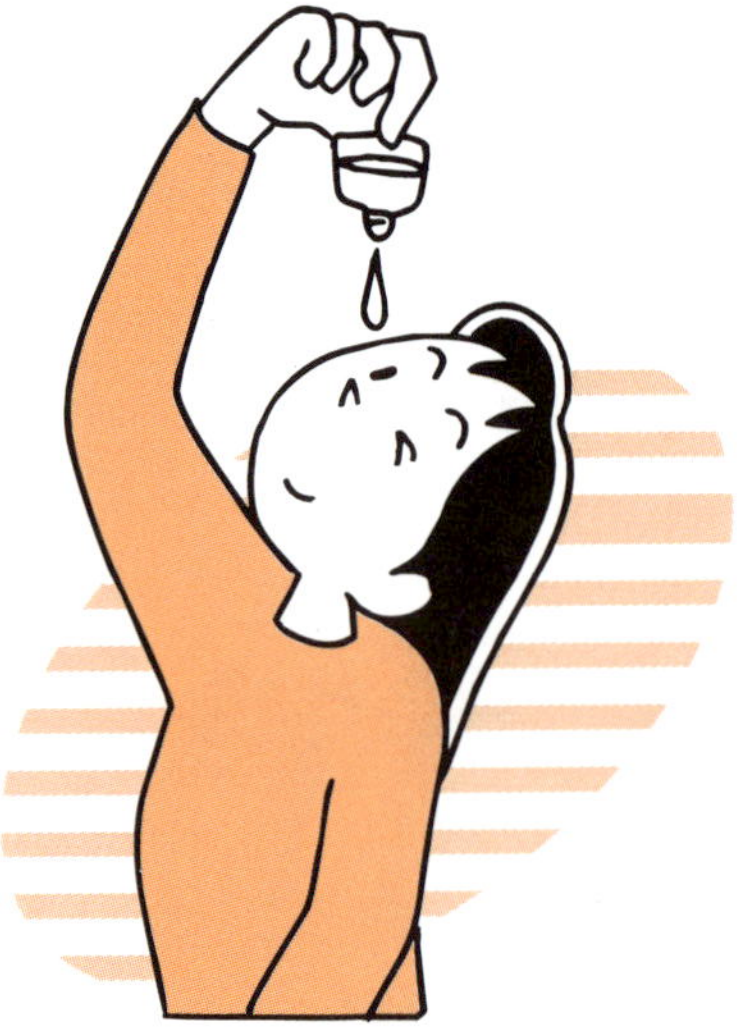

健康編 ……………………………… ②

のどの痛みやせき

風邪をひいたとき、のどの痛みやせきがでるときは、薄目のクエン酸1～2％の水溶液を患部に向けて流し込むように飲みます。

少し沁みるかもしれませんが、殺菌効果があります。

うがい薬としても使えます。

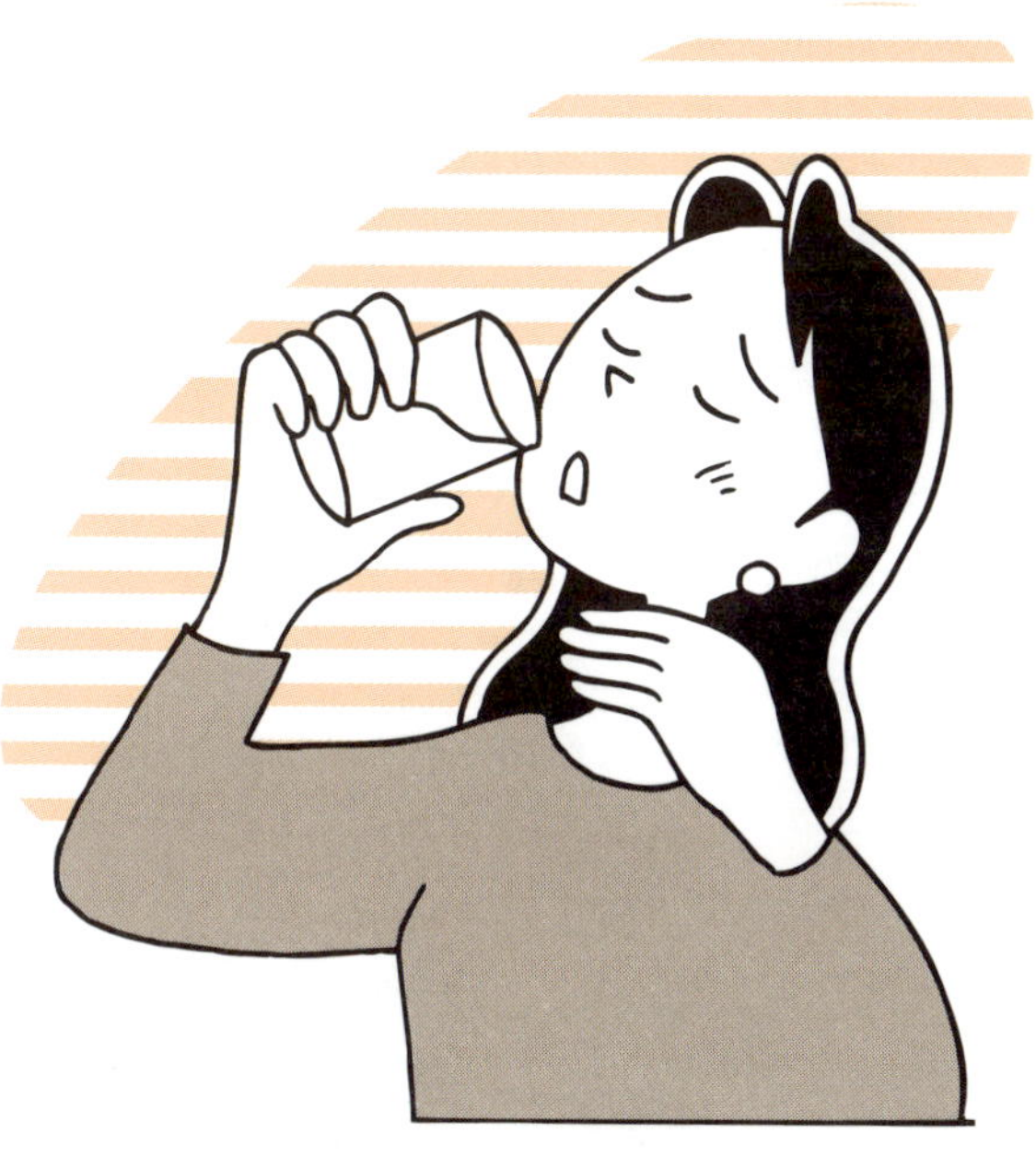

湿布として

クエン酸水溶液を濃い目につくって、ガーゼを浸し、湿布したいところに当ててください。皮膚にかゆみがあるところには、クエン酸水溶液を浸したガーゼを使ってかくとかゆみが治まります。さらに、毎日クエン酸を飲んでください。

また、お風呂に20〜80グラムのクエン酸を溶かして入ると、かゆみ予防にもなります。ただし、釜をさびさせることがありますので、ホーロー釜の場合は20グラムまでにしてください。

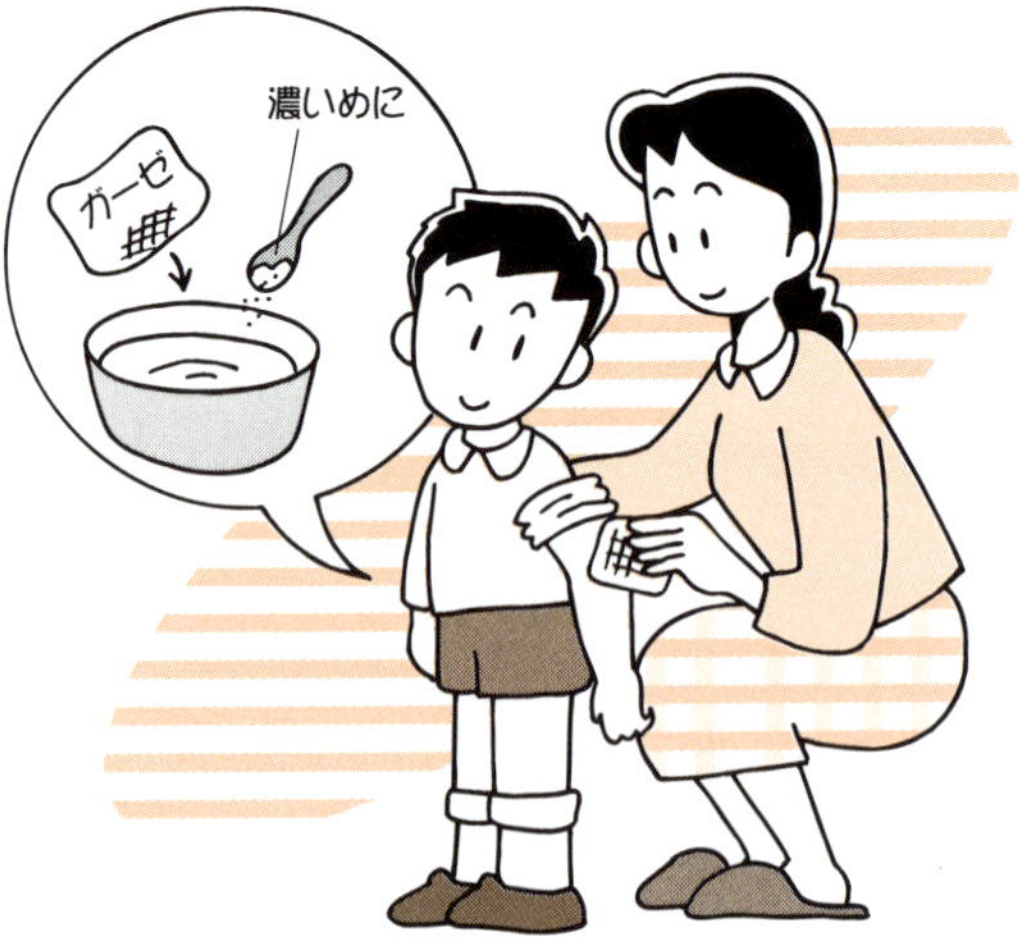

健康編 ………………………………… ④

水虫の治療

濃い目のクエン酸水溶液に浸したガーゼを患部に当てて、その上から靴下を履いてください。毎日続けていると、改善されてきます。

ただし、患部が沁みる場合はやめておいたほうがいいでしょう。

さらにクエン酸を欠かさず飲んでいると、免疫力が高まり、治りが早くなります。

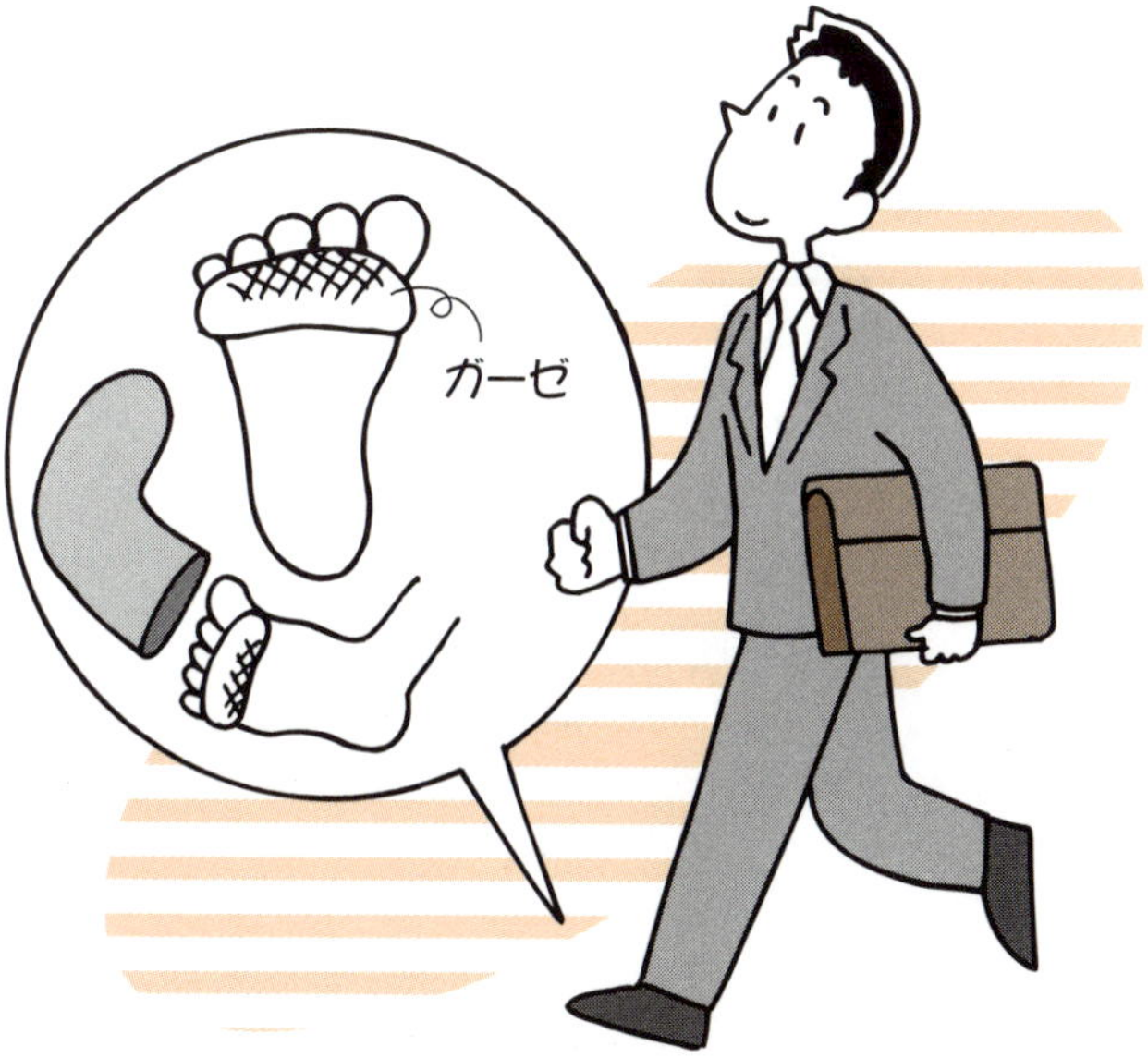

健康編 …………………………… ⑤

コブ・イボ・ウオノメ

クエン酸を飲むのと平行して、濃い目のクエン酸水溶液に浸したガーゼを患部に当ててください。

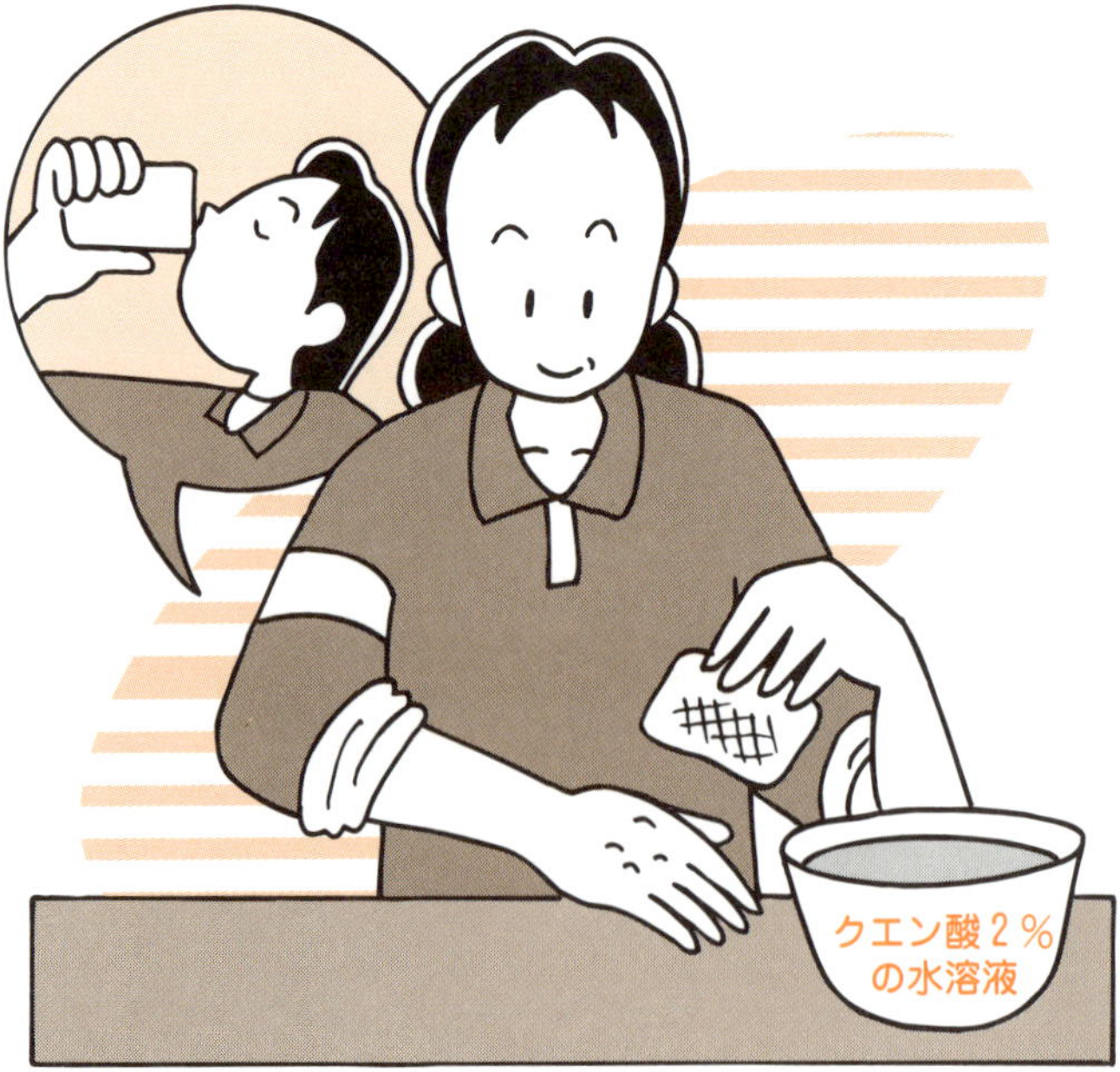

健康編 ……………………………… ⑥

虫刺され

蚊やブヨなどの虫刺されの部分に、濃い目のクエン酸水溶液を塗ってください。かゆみや痛みが和らぎ、回復が早くなります。

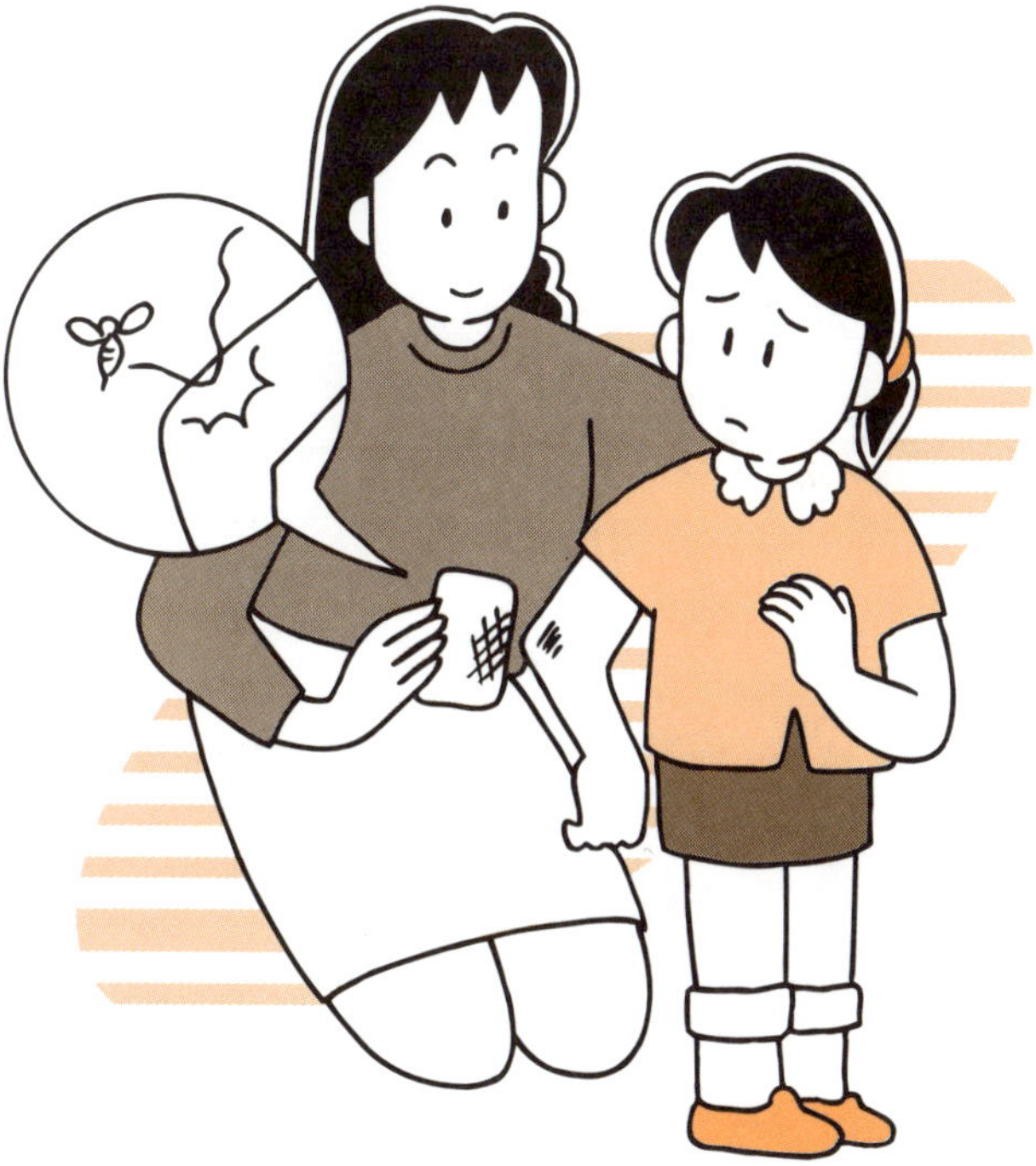

にきび

1～2％のクエン酸水溶液をにきびにつけると、にきび菌（アクメ菌）が退治できます。さらに、肌に刺激を感じない程度の濃さの水溶液で洗顔します。

同時にクエン酸を毎日飲んでください。

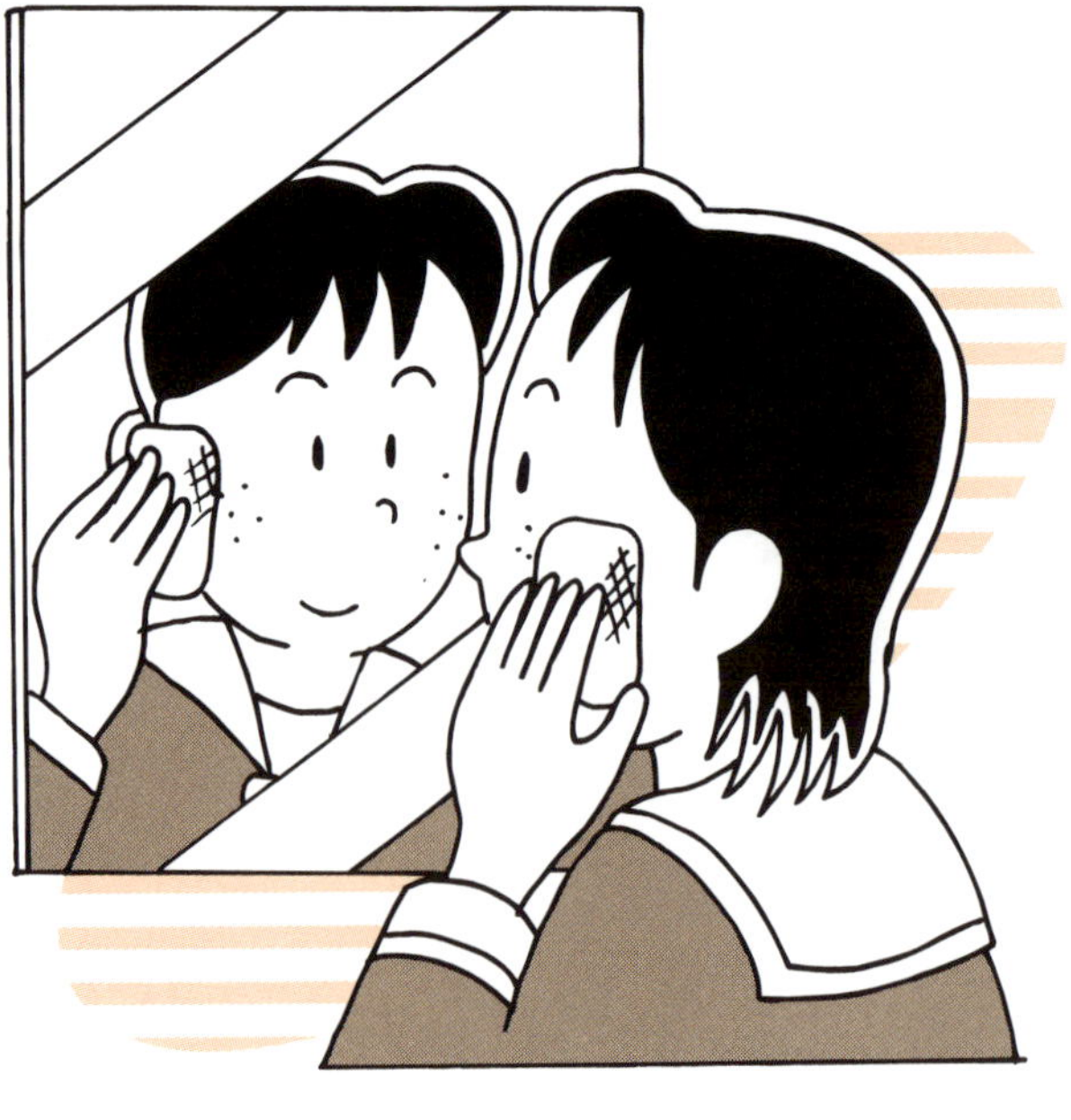

美容編 ①

シミ・ソバカス

　シミやソバカスなどの肌のトラブルには、刺激を感じない程度の薄いクエン酸水溶液を塗ってください。新陳代謝を促す効果があります。できれば朝晩塗ると早く改善されます。同時にクエン酸を飲みましょう。

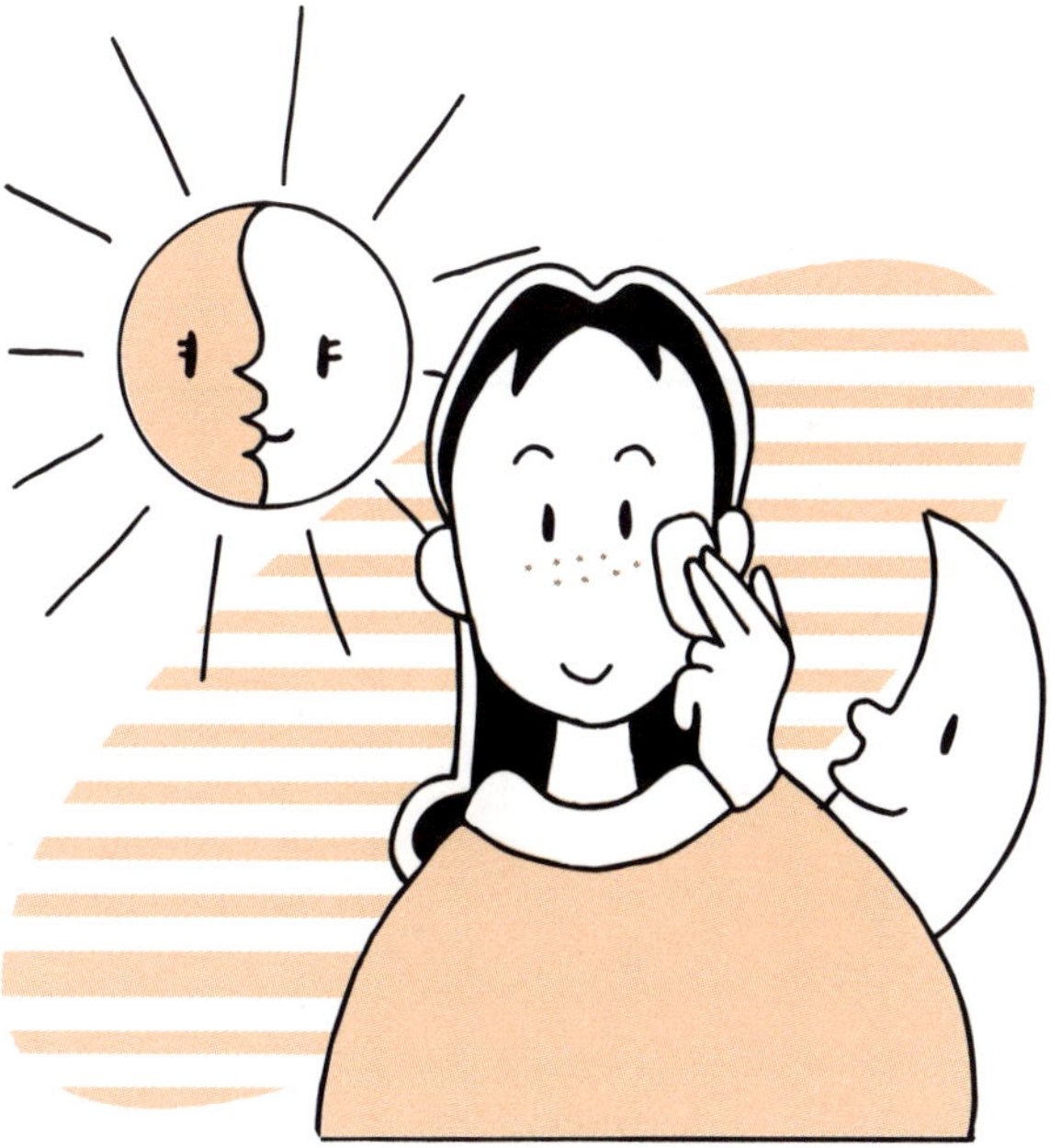

ヘアケアに

髪をしっとりさせたいなら、洗面器にお湯を入れて、クエン酸５グラムを加えるとリンスのかわりになります。余分な油分をとり、フケを抑えてしっとりしなやかな髪に仕上がります。

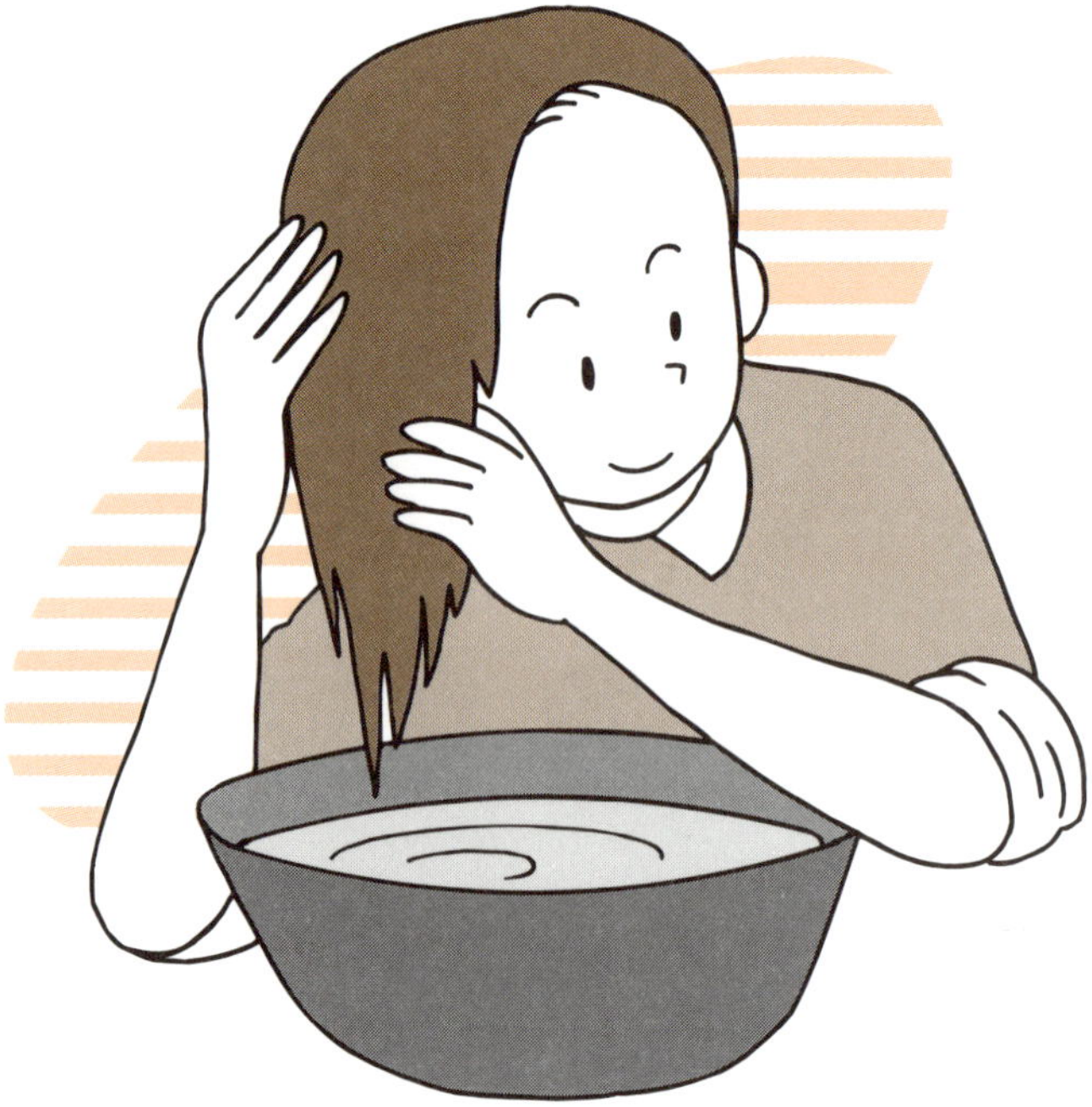

美容編 ③

入浴剤として

200リットルの浴槽にクエン酸粉末を20グラムから80グラムを入れます。

汗疹の予防になり、肌がすべすべになります。残り湯にくさみがないので、入浴のあとでも洗濯などさまざまな利用法ができます。

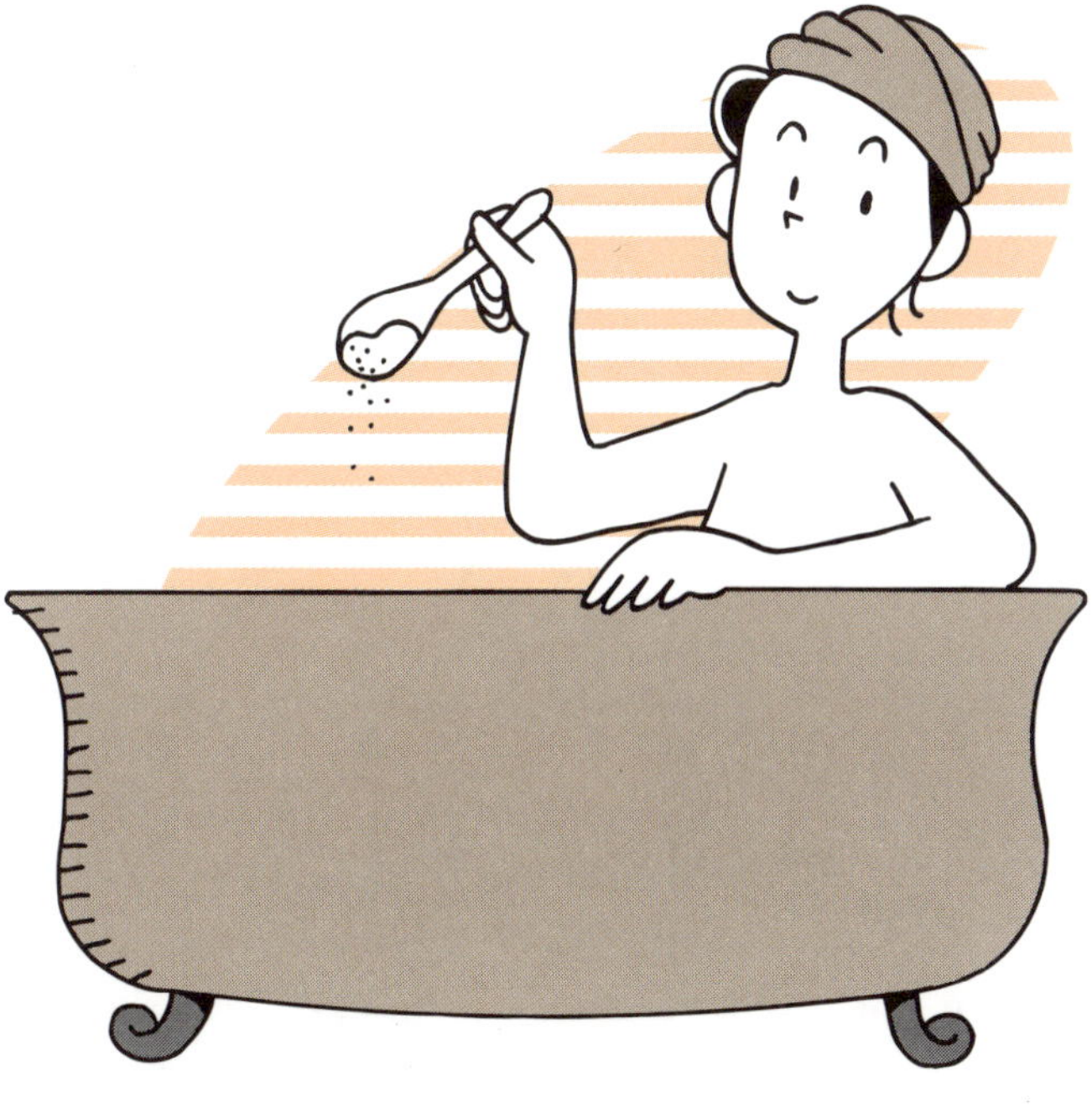

洗顔液として

肌に刺激を感じない程度の薄さにしクエン酸水溶液で朝晩、洗顔してください。肌の若々しさを保てます。

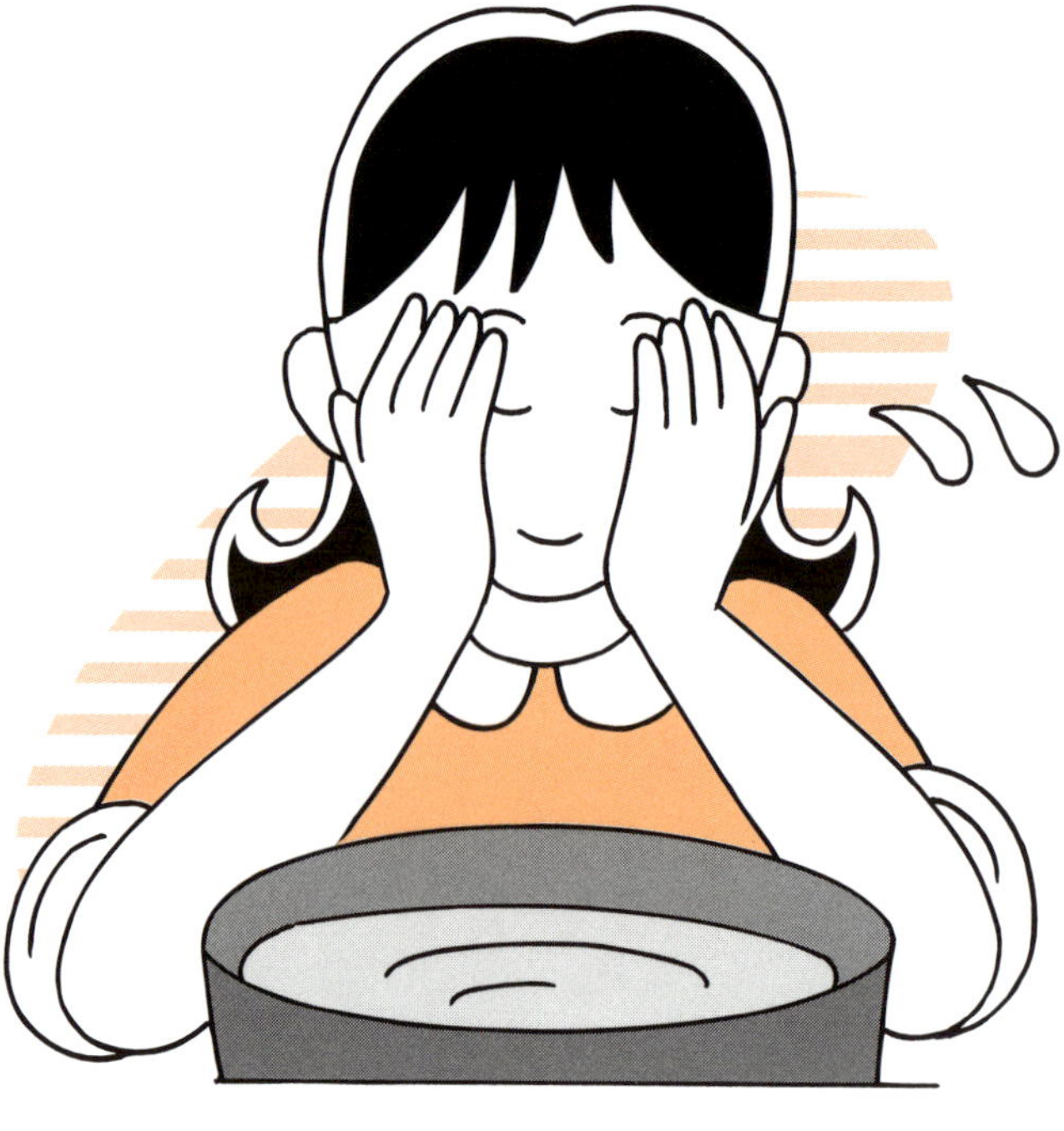

番外編 ……………………………… ①

漬物を漬けるなら

自家製の漬物を作るなら、クエン酸を少量（適宜）加えましょう。野菜のビタミンCを保って、新鮮さを長持ちさせます。

目安は塩分の3から5パーセントです。

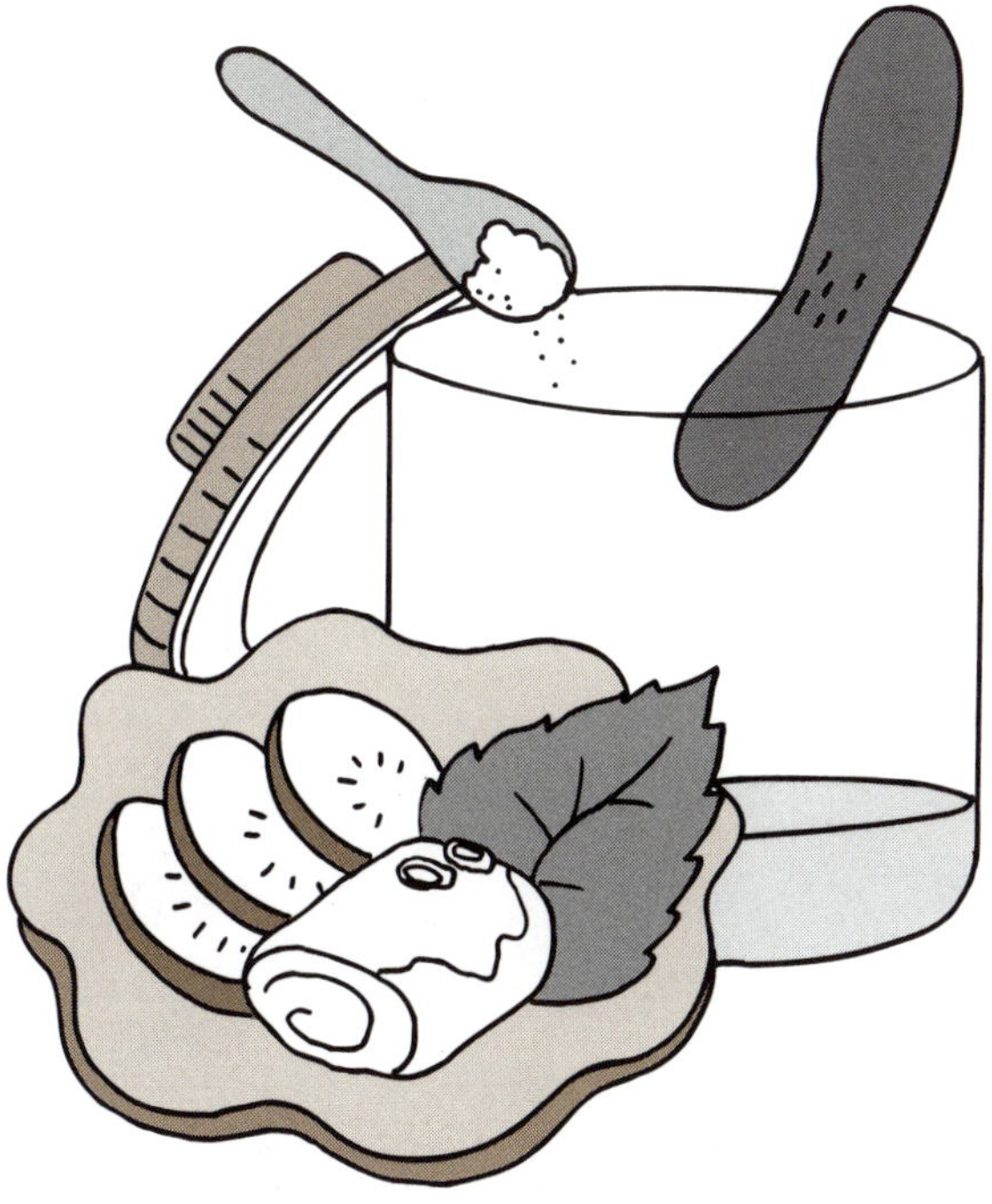

クエン酸は料理にも利用できます。いろいろ活用してクエン酸の風味を楽しみましょう。

番外編 ……………………………… ②

タケノコの貯蔵に

タケノコを40から60分ゆでたら冷水にとって冷まします。密封できるビンに詰めたら薄いクエン酸の水溶液を入れましょう。0.1から0.3パーセント程度の濃度です。沸騰しているお湯のなかにビンごと入れて殺菌したらフタをします。

いつまでも変質せずに長期間の保存が可能です。

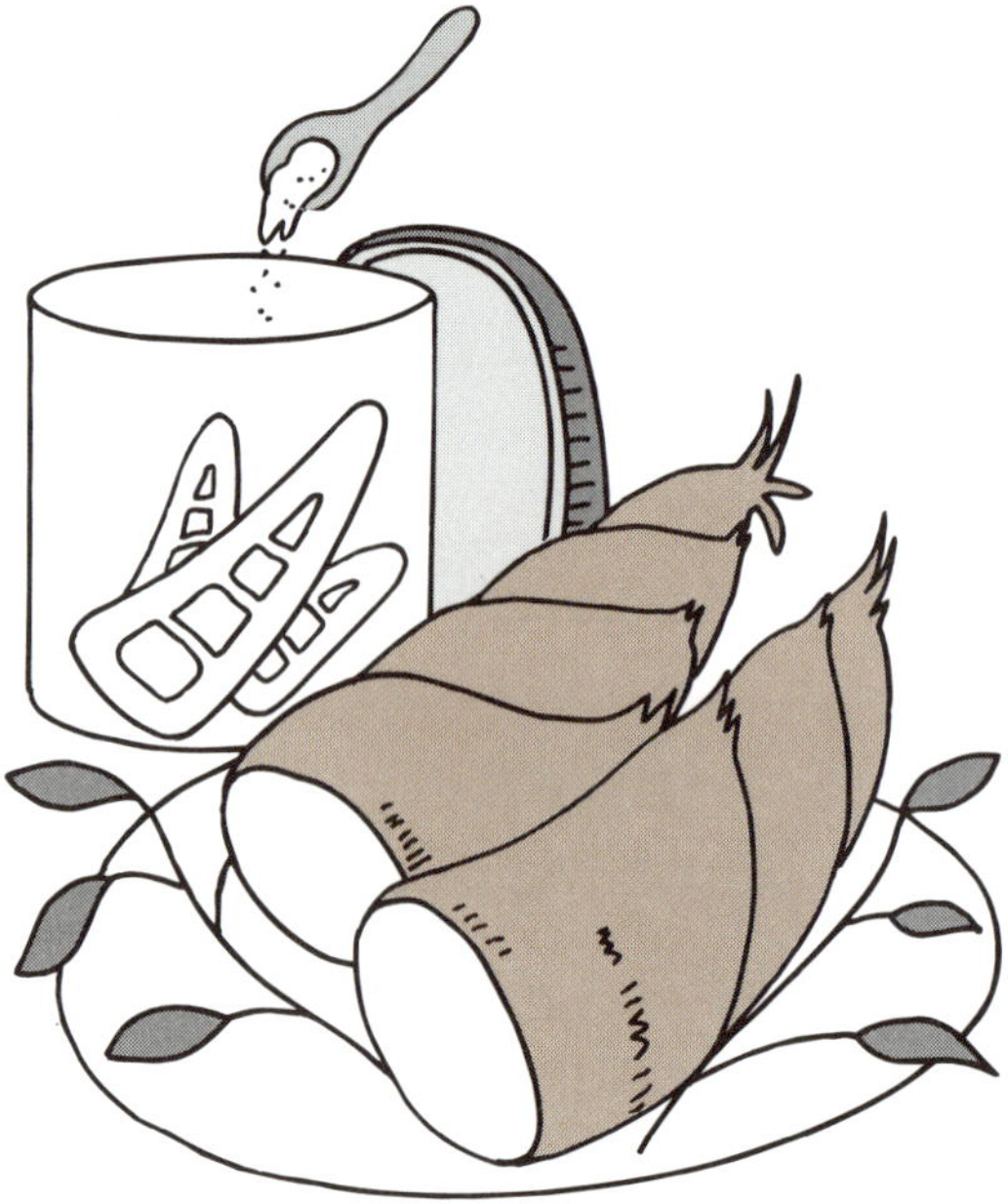

番外編 ③

ゴボウ、ウド、レンコンの変色を防ぐ

適当な大きさに切ったら、クエン酸水溶液に浸けましょう。1リットルの水にクエン酸粉末5グラムがちょうどいい濃さです。色が変わらず料理がきれいに仕上がります。

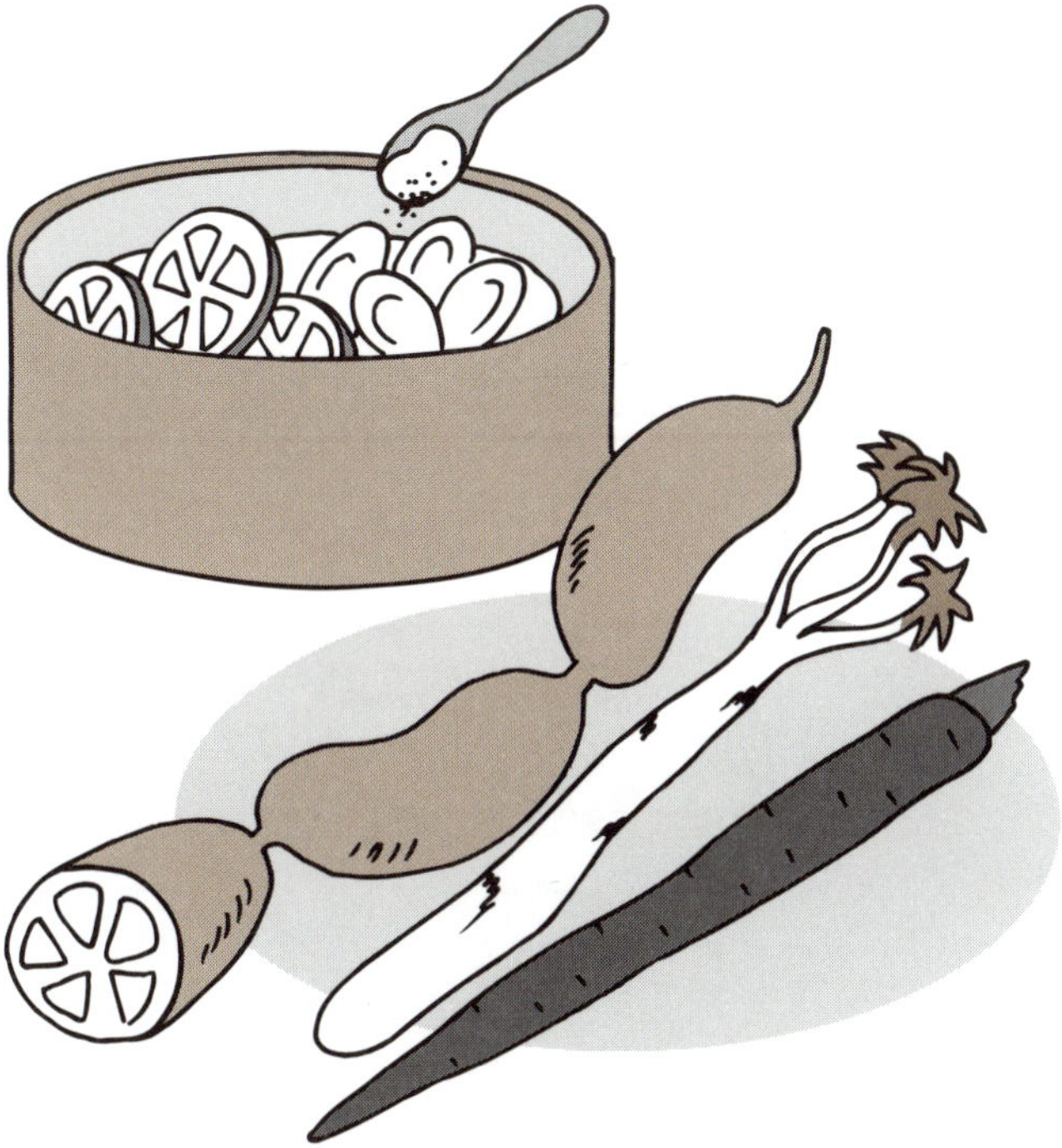

番外編 …………………………………… ④

サトイモ、ヤマイモのぬめりをとる

サトイモやヤマイモの皮をむく前に、クエン酸水溶液に30分ほど浸けておくとぬめりやえぐみがなくなり、使いやすくなります

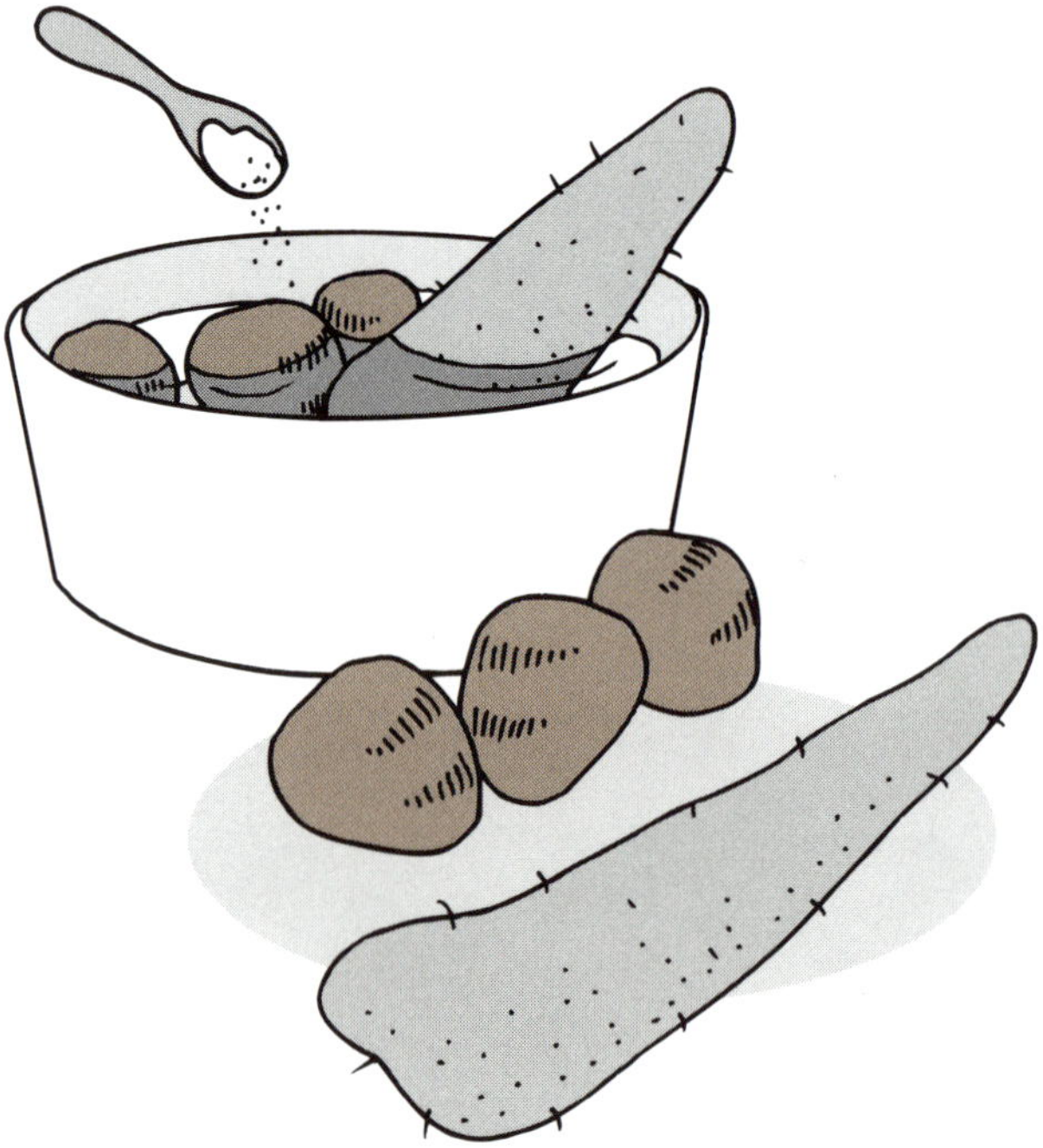

番外編 ⑤

ご飯を炊くときに

ご飯を炊くときにクエン酸を加えると、ふっくらと炊き上がります。米1升（1.8ℓ）に対して、クエン酸粉末2グラムが適量です。

また、クエン酸は殺菌効果があるので、保存が効きます。クエン酸を入れて炊いたご飯は夏でも日持ちします。

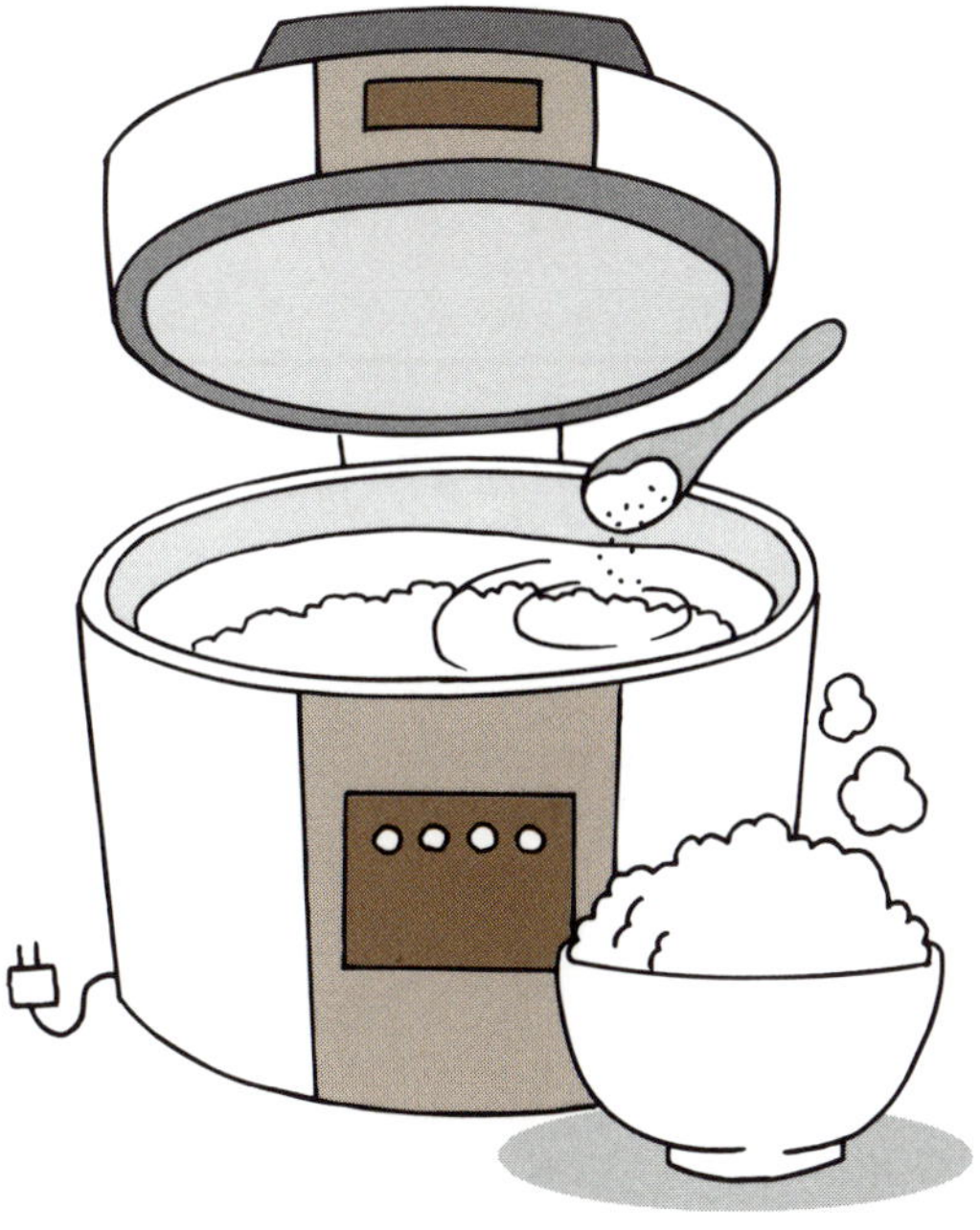

第5章

クエン酸体験記

この章では、実際にクエン酸を試してみて、病気が改善した方の体験記をご紹介します。どうぞ、あなたの治療の参考にしてください。（検査数値は自己申告制ですので、必ずしも全員を掲載してあるわけではありません）

更年期の症状、うつ状態、糖尿病

■千葉県 大野久江さん
60歳(平成12年7月)■

私は4年前に体調を崩したのがきっかけとなったのか、更年期の症状が出て、うつ状態になってしまいました。

そのときは神経科ではよくならないので内科へ行って血糖値が高いことがわかりました。

それでクエン酸を前に飲んでいたことを思い出して、また飲もうと思ったんです。そのときはすぐに止めてしまったのですが、今度は病気を治すという目的があるので、きちんと飲むことにしました。

今回はスプーン山盛り1杯の量を、食事の後など1日に4~5回、飲んでいます。最初187もあった血糖値が、今は100以下に下がりました。

糖尿病

三重県 森 公男さん 61歳（平成11年7月）

私は、平成6年から血糖値が高くなり、糖尿病と診断されました。

以来、薬を服用していましたが、クエン酸が糖尿病にいいことを知り、平成11年から飲み始めました。

まず、クエン酸の粉末80グラムを1・5リットルのペットボトルに溶かし、お茶やお水と同じような感覚で飲み始めたのです。だいたい1日に10回程度飲んでいました。

クエン酸を飲む前は血糖値が143、HbA1Cが7・3でした。飲み始めて3か月後には、血糖値が117、HbA1Cが6・4にまで改善され、半年後では血糖値が126、HbA1Cが6・2にまで下がったのです。

血糖値はやや高めかもしれませんが、薬を飲まずにこの程度にまで下がったのです。現在も薬を飲まずに安定しています。

クエン酸効果による検査数値の改善

検査項目	血　糖　値	HbA1C
摂取前	143	7.3
3か月後	117	6.4
半年後	126	6.2

糖尿病・高血圧症

■山形県　岸　信子さん■ 49歳（平成11年12月）

私は今から1年半ほど前に糖尿病、高血圧と診断されました。

そのころ、父の長期入院と死、母の骨折、入院と、さまざまな事件が立て続けに起きて疲労が重なり、風邪をひいてしまったのです。

熱が高く、下がらないので病院でみてもらったら糖尿病と診断されました。しかも肝機能まで悪くなっており、とりあえず食事療法をすることになったのです。

そのときに知人から「クエン酸という粉の酢があるから試してみたら」と持ってきてくれたので、飲んでみることにしました。

その知人もかつて血糖値が600もあったのですが、クエン酸で治したというのです。

私は最初は、小さじ半分のクエン酸の粉末をコップ1杯の水で薄めて、食後3回飲んでいました。そのうち、小さじ1杯の量を飲めるようになりました。

効果はすぐに出ました。クエン酸を飲んで1週間で血糖値が120になりました。検査も2週間毎だったのが、1か月毎、2か月毎となりました。

今はだるかった身体もうそのように元気です。

糖尿病・関節炎・神経痛

富山県 吉倉佐喜雄さん
60歳（平成11月2月）

私は50歳のころに、定期検診で糖尿病、肝臓病が見つかりました。あわてて食生活を改善しましたが、病気はどんどん進行していきました。

また、3年前に左足の膝が痛く、水がたまるようになりました。何回か水をとり、通院して治療を受けましたが、あまり効果はありませんでした。

あるとき知人が、クエン酸がいいということを教えてくれたので、さっそく試してみました。

はじめはクエン酸粉末3グラムを水に溶かして飲んでいましたが、最近では1回に5～7グラム飲むようになり、いつのまにか膝の痛みや水がたまる症状はなくなってしまいました。

また、糖尿病も少しずつ、よくなってきたみたいで、とてもうれしいです。

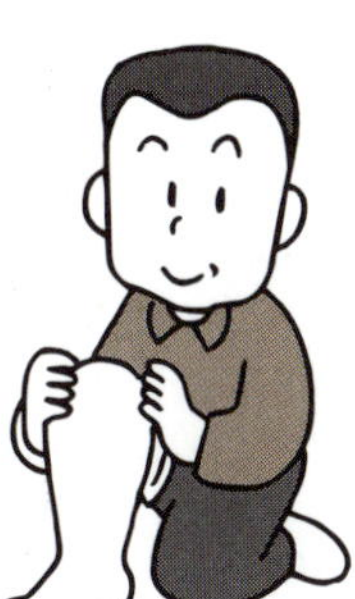

糖尿病・高血圧

■東京都　牧　忠男さん■64歳（平成12年1月）

私は30年前から糖尿病が発症していたのですが、あまり気にせずに放置していたら悪化してしまい、しかも血圧まで高くなってしまいました。

そのときにクエン酸がいいと聞き、試しに飲んでみたところ、たいへんに効果があったので感謝しています。

クエン酸は粒タイプのものを１回に15粒、３回飲んでいます。

クエン酸を飲む前は血糖値が２７６もあったのが、３か月後には１５５、半年後には１１７にまで下がりました。

血糖値とともに血圧まで下がり、今ではクエン酸が手放せません。

クエン酸効果による検査数値の改善

検査項目	血　糖　値	血　　圧
摂取前	276	230／110
3か月後	155	185／90
半年後	117	140／80

肝臓病・糖尿病

■山形県　木村　繁さん■62歳（平成12年5月）

私は会社を退職する前は、定期検診でＧＯＴが92、ＧＰＴが１３２もあり、慢性の肝臓病だと言われていました。ほかにも糖尿病があり、病院の薬を飲むかたわら、評判のクエン酸も飲むことにしたのです。クエン酸は粉末タイプを１日３回、１回に５グラムの量を飲んでいます。その合間に錠剤タイプを10粒程度、健康状態に合わせて飲んでおります。

そのほかにも運動が大切だということで、夕方に40～50分の散歩を心がけています。散歩は、最初は歩いていて疲れたら少し休んで、また歩くというのを繰り返していましたが、だんだん休まなくてもずっと歩いていられるほどに体力がついてきました。

自分でも体調がよくなったことは感じていたのですが、クエン酸を飲み始めて約１か月後には検査値も正常に戻りました。

先生にクエン酸のことをお話したら「ぜひ、これからも続けてください」と言われたので、引き続き飲んでいます。今では夕食前の晩酌も楽しめ、釣りや盆栽の会にも積極的に参加して、毎日を有意義に過ごしています。

糖尿病・高血圧

■岐阜県 水江仁左ヱ門さん■52歳（平成12年7月）

血糖値が高く、高血圧もあった私ですが、クエン酸を取り入れた健康法を試したところ、みるみるうちに体調がよくなりました。

クエン酸は粉末5グラムを1日に2から3回飲み、そのほかにヨーグルトに入れて食べるなどの工夫もしました。

また、夜遅い時間には食べないようにして、水泳やフィットネスジムでのトレーニングも行いました。

その結果、薬は飲んでいないにもかかわらず、血糖値が１０４から半年後には89に下がり、血圧は上が１３５、下が83だった数値が半年で１３０、76になりました。

体重も10キログラムも落ち、とても健康的になりました

クエン酸効果による検査数値の改善

検査項目	血　糖　値	血　　圧
摂取前	104	135／83
半年後	89	130／76

糖尿病・関節リウマチ

■岡山県 藤原成信さん■73歳（平成11年8月）

数年来、慢性関節リウマチを患っておりました。

なんとか関節の痛みを和らげようと思い、健康食品などを試してみましたが、なかなか効果が得られないどころか、痛みはひどくなる一方でした。

また、糖尿病も出ていたのですが、平成10年の末までは200以下だった血糖値が、抗炎鎮痛剤のステロイド剤のため300を超えてしまったのです。

そんなとき、クエン酸の存在を知り、試してみることにしました。

クエン酸は粒タイプのものを服用しており、1回に15粒、1日3回飲んでいます。

飲む前は血糖値が311、HbA1Cが7・8でしたが、クエン酸を飲んで半年後には217、6・6にまで下がったので感謝しています。これからもクエン酸を服用するつもりです。

クエン酸効果による検査数値の改善

検査項目	血糖値	HbA1C
摂取前	311	7.8
半年後	217	6.6

肝機能

■秋田県　**鈴木栄光**さん■49歳（平成12年11月）

私はお酒が好きで、総務部に所属していることもあり、飲む機会はほかのサラリーマンより多くありました。

そのためでしょうか。1年に2回行われる定期健康診断の肝機能数値は悪くなる一方だったのです。再検査を受けるのもいつものことでした。

会社の同僚も同じで、身体のどこかに必ず悪いところがあるようでした。健康を害して、退社する人もいました。みんな、定期健診の3日前からお酒を飲むのをやめ、早く寝るようにするなど、なんとか検診の再検査を逃れようとしていました。

私は、前からクエン酸のことを聞いていたので、一念発起して、毎朝小さじ1杯程度のクエン酸粉末を、水に溶かして飲み始めたのです。

クエン酸を飲んでから半年後に、また会社の定期検診を受けました。そのときは、クエン酸の効果がどう現れるかあまり期待していませんでしたが、結果はまったく異常なし。

これはクエン酸を飲み続けるしかないと思いました。クエン酸に感謝です。

糖尿病・高血圧

愛知県 早田豊子さん 51歳（平成11年9月）

私は平成10年7月に血糖値が５００にまで上がってしまい１か月ほど入院をしました。

現在も薬は離せませんが、退院してから半年ちょっとしたころにクエン酸を飲むようになりました。粉末３gを１日に３回飲んでいます。

飲み始めてからは、徐々に血糖値が下がり、病院で「食事をしないで来たのですか」と言われるほどにまでなったのです。

クエン酸を飲む前は、食後2時間してからの血糖値は１６５、ＨｂＡ１Ｃが６・９、血圧が１５０／９０でした。飲み始めて3か月後は血糖値92、ＨｂＡ１Ｃ６・４、血圧１２６／64になり、半年後には血糖値85、ＨｂＡ１Ｃ６・１、血圧１２６／60にまで下がりました。糖尿病と血圧の両方に効果があったようです。

クエン酸効果による検査数値の改善

検査項目	血糖値	HbA1C	血圧
摂取前	165	6.9	150／90
3か月後	92	6.4	126／64
半年後	85	6.1	120／60

糖尿病

■長野県　臼田秀雄さん■65歳（平成12月4月）

病院の薬を飲まずにクエン酸を飲んでいたところ、血糖値が124、HbA1Cが5・8もあったのが、半年で血糖値が85、HbA1Cが5・7にまで下がりました。

医者からも「血糖値がずいぶんと下がっているが、何かやっているのですか」と聞かれました。

現在は1日1時間程度の散歩を取り入れているだけです。

クエン酸効果による検査数値の改善

検査項目	血　糖　値	HbA1C
3か月後	124	5.8
半年後	85	5.7

糖尿病

■奈良県 榊原和彦さん■ 64歳（平成10年10月）

私は病院の薬を飲まずにクエン酸を飲み続けています。

クエン酸を飲む前には、血糖値が262、HbA1Cが6・2だったのですが、クエン酸を飲んで3か月後には血糖値が139、HbA1Cが6・2になり、半年たったころには血糖値が90、HbA1Cが5・6にまで改善しました。

食事は今までどおりですが、運動はしております。

クエン酸効果による検査数値の改善

検査項目	血　糖　値	HbA1C
摂取前	262	6.2
3か月後	139	6.2
半年後	90	5.6

糖尿病

■愛知県　池田桃岳さん■　65歳（平成11年9月）

私は10年前、糖尿病の合併症で、視力が弱り、鼻血がよく出るようになっていました。若いころからお酒や肉料理、甘い物が大好きだったので、糖尿病になっても当然と言えば当然でした。

本当は入院をしなきゃいけなかったのですが、仕事の関係でどうしても入院はできない。薬を飲むのも嫌いなので、食事中心の改善法をしようと思いました。

肉や魚、加工品は一切食べないようにして、野菜中心にしました。しかし４８９もある血糖値は、なかなか下がらなかったのです。

それで、クエン酸をとり始めたら、だんだん血糖値が下がってきて一時期は83にまで下がりました。

今では、１２０～１３０の間で安定しています。

糖尿病

熊本県　丸田さん　36歳（平成12年4月）

私はクエン酸を本で知りました。

私の父は糖尿病を患っていましたが、薬を飲んでもなかなかよくならず、合併症まで出てきて、足を切断しなければならないところまできてしまいました。

心配した妹が北海道からクエン酸80グラム入りの袋を送ってきたのです。

妹の知人のお母さんが同様の症状があったものの、クエン酸で回復されたと聞いたからです。

父は入院中に、2リットルの水にクエン酸15グラムを入れて、毎日欠かさず飲んでいました。すると少しずつではありますがよくなってきて、薬を飲まないで様子を見るというところにまで回復したのです。

もちろん、足の切断はしなくて済みました。

西洋医学を完全に否定するつもりはありませんが、クエン酸がなければどうなっていたかわかりません。

私も父と一緒に飲んでいます。

糖尿病・腎臓病

■神奈川県　池田百合子さん■78歳（平成13年3月）

私は身長が150センチメートルちょっとなのですが、体重は60キログラムあり、少し肥満気味でした。

ただ、体力には自信があり、食欲もあったので、とくに気にせず大いに食べたり飲んだりしていたのです。

ところがある日、電車に乗っている約1時間の間にとてものどが渇き、缶ジュースを2本も飲んでしまったのです。

そのころから身体のあちこちに吹き出物ができるなどの異常があり、病院へ行きました。

そこで、血糖値が180あることがわかり、糖尿病と診断されたのです。

その日から厳しい食事制限をすることになりました。

私なりにがんばった結果、一時は血糖値が140まで下がったのですが、なかなか食事調整が徹底できず、結局病状も改善しませんでした。

そのうちに合併症なのか、目の異常も出てきてしまいました。

そのときにクエン酸を友人に勧められ、飲み始めたのです。

当初は粒タイプを1日に40粒を2回に分けて飲んでいましたが、今では健康が取り戻せたおかげで、60粒も飲めるようになりました。

おかげさまで血糖値は100〜110で安定しています。目の状態もよくなりましたし、ついでに小さいころから患っていた軽い腎臓病も治りました。

本当にクエン酸のおかげです。教えてくれた友人にも感謝しています。

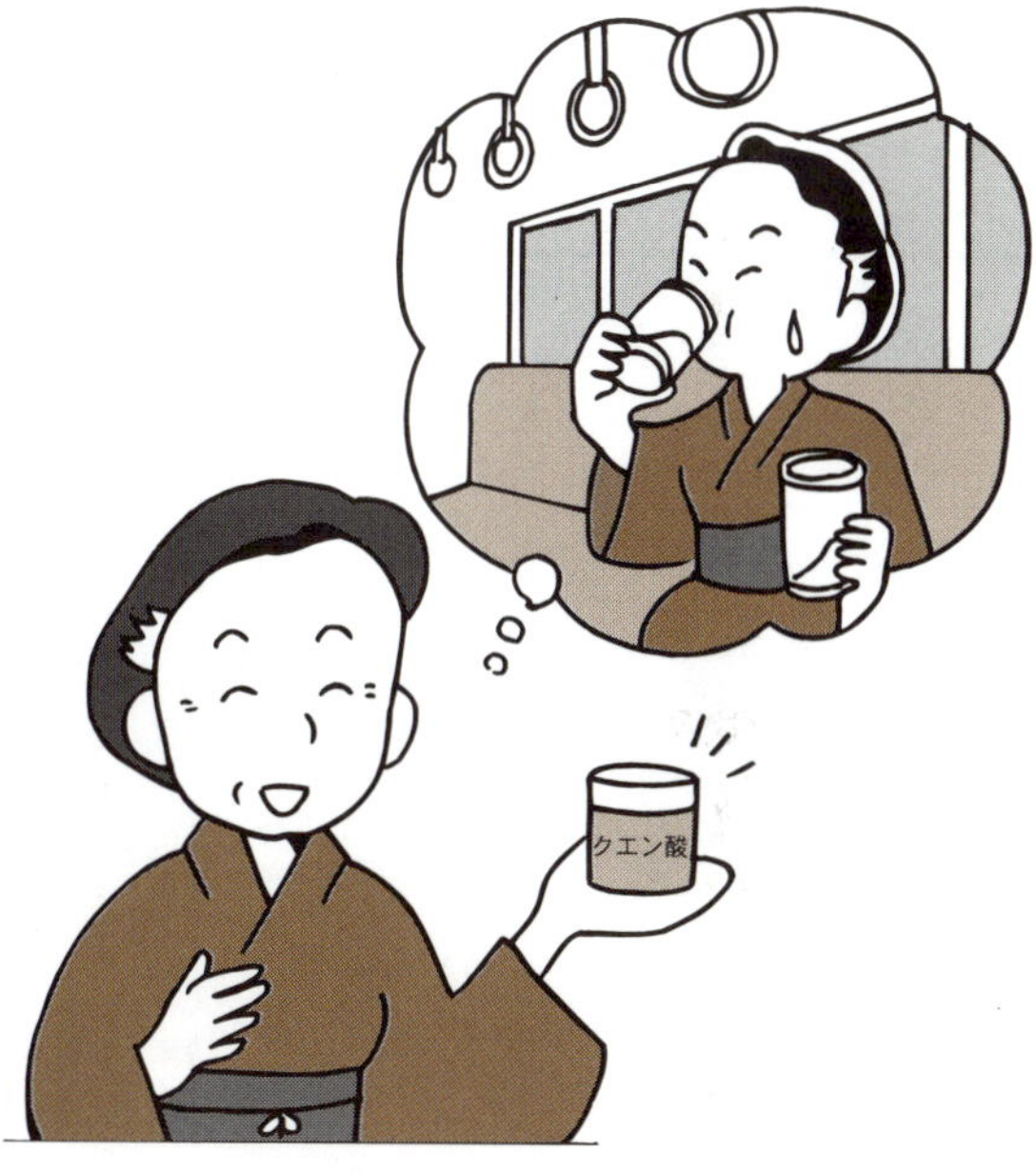

肺病・腎臓結石・脳腫瘍

愛知県　久田一矢さん　78歳（平成12年10月）

私はクエン酸を飲み始めて1か月半で、肺のアスペルギロス病慢性が快方に向かい始めました。けれども、その翌年に脳のX線検査で腫瘍が見つかったのです。

精密検査を受ける必要があると言われたのですが、精密検査までには2か月あったので、その間にクエン酸粉末をスプーン1杯、オブラートに包んで2～3時間おきに飲んだり、スポーツドリンクに入れたりして飲んでみることにしたのです。

すると、検査結果は脳も腎臓も異常なしでした。

妻と孫も一緒に飲んでいますが、妻は高かった血糖値が正常に戻り、安定してきました。

知り合いの主婦の方は、シェーングレン症候群とリウマチの合併症で重度の関節痛になっていたため、「すぐに飲んでください」と、クエン酸を勧めました。すると、薬も飲んでいないのに10日間ほどで痛みが治まったと言うのです。

肝炎だという友人にも勧めたら、1か月半で治りました。

私は、飲むだけでなく入浴剤代わりや洗顔にも使っています。

肝臓病

■東京都 藤村 亨さん■ 70歳（平成12年6月）

肝臓病があると診断されてから、病院の薬であるウルン錠を食後2錠と、クエン酸の粒を1回20粒、1日2回飲んでいます。

検査の数値は上がったり下がったりすることもありますが、全体的に回復の方向に向かっていると思います。

運動は1日1回のストレッチくらいしかしていませんが、顔色もよくなり、疲れもあまり感じなくなりました。

クエン酸は続けることに意義があると聞いているので、今後も続けて飲んでいきたいと思っています。

クエン酸効果による検査数値の改善

検査項目	GOT	GPT
摂取前	79	66
半年後	55	45

高血圧

■山梨県　芦沢一彦さん■44歳（平成12年4月）

私は血圧を下げたいと思い、クエン酸を飲んでいます。おかげ様で上が１５０、下が１１０あったのが、飲み始めて９か月で、上が１３０、下が90にまで下がりました。

最初は繊維質が含まれている粒タイプのクエン酸を、毎食時に30粒ずつ飲んでいました。それでも、もちろんよかったのですが、カルシウム入りのクエン酸もあると聞き、数か月前からカルシウム入りに替えました。

カルシウム入りのクエン酸粒は毎食事に12粒、１日に３回飲んでいます。血圧と骨の両方に効果的なので、自分でもいい選択をしたと思っています。

胃への負担もありませんし、飲みやすいので習慣として無理なく生活に取り入れられるのも助かっています。

私にとっては生活に欠かせないものとして、これからもクエン酸を愛用していくつもりです。

高血圧・コレステロール

■愛知県 加藤陽生さん■47歳（平成12年5月）

私はずっと血圧が高く、かつては上が158、下が101もありました。血圧だけでなく、コレステロールも237と高い数値でした。

平成10年10月から毎朝1錠の降圧剤と、小さじ1杯のクエン酸を1日に2回、昼と夜に飲んでいます。また、自転車こぎの健康器具での運動を、週に3～4回、1回に約30分行っています。

その結果、今では血圧は落ち着き、コレステロールも199にまで下がりました。

今後もこの生活習慣を続けていこうと思っています。

クエン酸効果による検査数値の改善

検査項目	血　圧	コレステロール
摂取前	158／101	237
半年後	130／88	199

高血圧・痛風

■長崎県　能　勤さん■75歳（平成12年7月）

私は普段から血圧が高く、もう15年も降下剤を飲んでいました。

また、2年ほど前（平成10年3月）からは、体重が原因でひざに水がたまるようになり、痛風もあったので、医者からも体重を落とすように言われたのです。

そのため、同じ年の6月からクエン酸を飲み始めました。1日10グラムを食後3回に分けて飲んでいたのですが、最高血圧が85～90、最低血圧が45～50と必要以上に下がってしまい具合が悪くなったので、医師と相談して降圧剤は中止しました。

体重は11キログラムも減量でき、30％あった体脂肪が、1年後には21～22％にまで下がっていました。

そのころにはクエン酸の効果を確信していたので、思い切って通風の薬もやめることにしました。その結果、痛風の痛みは発症せず、血圧も上が140、下が74、コレステロール値173といたって健康になったのです。

中性脂肪も67になり、そのほかの検査値もすべて正常に保っています。これからも健康のために、クエン酸を積極的に飲んでいきたいと思っています。

高血圧・動脈瘤・脳梗塞

山口県 河村さん 67歳（平成12年5月）

私は血圧が高く、上が158、下が108もあったのですが、クエン酸を飲み始めてから半年で、上が128、下が83にまで下がりました。今は上が100前後、下が65程度で安定しています。医者からも「これでいい」と言われたので、飲み続けています。

そのとき飲んでいた薬は3種類でしたが（リベザン、ベルベッサーR100、タナトル錠5）、いまは2種類になりました（リベザンを中止）。

クエン酸を飲み始めた後ですが、解離性動脈瘤が裂けて脳梗塞になるという大病にあいました。普通でしたら命を落とすか、よくても半身不随だと言われたので、そのことを覚悟していたのですが、現在ではちゃんと自分の足で歩けるまでに回復しております。

これも飲み続けているクエン酸の効果ではないかと考えています。

退院してからまだ1年ちょっとですので、正直言って今後のことも不安はありますが、顔色もいいと言われていますし、これからもクエン酸の健康法を続ければ必ずよくなると信じています。

高血圧・コレステロール

■岐阜県　平松雪子さん■53歳（平成12年7月）

私は昔から高血圧で、血圧を下げる薬を長いこと飲んでいました。けれども、薬の効果がなかなか現れなくて、上が１４０、下が95もありました。

クエン酸のことを知ったのは1年半前です。血圧によさそうなのでさっそく飲んでみることにしました。

私が選んだのはクエン酸70%の錠剤タイプで、１回に18粒を合計５回飲んでいます。効果がはっきりしたのは、飲み始めてから半年ぐらいしてからだと思います。血圧は上が１４４あったのが１２２に、下が95から71に下がりました。

また、コレステロールも高くて数種類の薬を飲んでいたのですが、クエン酸を飲んでからは1種類で間に合うようになりました。

現在も病院の薬は飲んではいるのですが、一番弱い薬で大丈夫と言われました。

そのほかにも毎日30分くらい歩くようにしていますが、クエン酸を飲みながら、病気を治していきたいと思っています。

高血圧

■大阪府　坂田達哉さん■64歳（平成12年9月）

私は、血圧が高めなのに、病院や市販の薬はまったく飲んでいませんでした。

ただ、クエン酸が健康にいいと聞いたので、粒タイプを1日に70粒を2から3回に分けて飲んでいたのです。

さらに、焼酎やウイスキーを飲むときも、クエン酸を加えるなど、できるだけ多く取るようにしていました。

そのほかに週に2から3回ジムでトレーニング（ランニング20分、エアロバイク10分、筋肉トレーニング10分）を行っています。

クエン酸を飲む前は上が149、下が92だったのに、3か月で115、76にまで下がりました。

今のところ上が120、下が80で安定しています。

クエン酸効果による検査数値の改善

検査項目	血　圧
摂取前	149／92
3か月後	115／76

高血圧

■京都府　國本静二さん■64歳（平成13年1月）

私はクエン酸については20年以上前から知っていましたが、具体的なことがわからないため、実践はしていませんでした。

2年前に高血圧と言われ、軽い降圧剤を飲むことになりました。しかし、なんとか降圧剤を飲まずに血圧を正常にできないかと思い、クエン酸のことを思い出したのです。

さっそくクエン酸を飲むことにしました。そこで、本を買って真剣に勉強をしました。クエン酸は粉末を飲むことにし、1回5グラムを最低3回は飲むようにしました。それから10か月後の今は体調がよくなったと感じています。

血圧が下がったわけではありませんが、医者からは「すこぶる安定していますね」と言われています。

目標は「降圧剤をやめること」ですので、これを達成できるように毎日飲み続けます。まだクエン酸を体験されていない方は、ぜひ試していただきたいと思います。

高血圧・不整脈

■東京都 木村悦子さん■69歳（平成13年3月）

私は老人検診で、高血圧と不整脈があると言われたので、それから1年半近く降圧剤と血管を広げる薬を飲んでいました。

けれどもクエン酸の本を読んだことがきっかけで、飲んでみようと思ったのです。毎日2～3時間おきにクエン酸を飲むようにしていました。

食事も肉より魚、野菜を食べるように心がけていました。

その後、脳ドッグを受けたのですが、そのときは異常がないと言われたので、飲んでいたお薬をやめました。

医者にはクエン酸のことは話していませんが、効果があったことは確かです。

クエン酸と出会えて、本当によかったと思います。

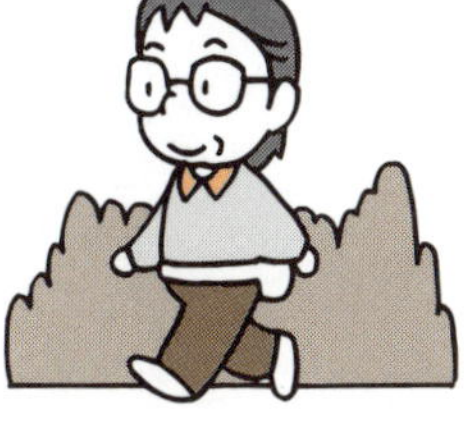

高血圧・膀胱炎・ヘアケア

■熊本県 藤川八重子さん
67歳（平成11年12月）■

私は40代の時から、血圧を下げる薬を朝晩の2回欠かさず飲んでいました。けれども、クエン酸のことを聞いて飲み始めてからは、少しぐらい薬を飲まない日があっても血圧が上がるようなことはなくなりました。

また、30年余りもひざが痛く、ずっと整形外科に通って注射（アルロン酸）をしてもらっているのですが、前よりも痛みが軽くなったような気がします。

持病の膀胱炎は、毎年夏になってひどく汗をかいたときに発症していましたが、それがまったく出なくなり、病院の先生もびっくりしていました。

疲れもあまり感じなくなり、風邪もひかなくなったので、私自身も驚いています。

私は以前から、髪の毛の健康にも気を使っており、石けんシャンプーのあとにクエン酸水溶液をリンス代わりに使っております。白髪はありますが、抜け毛が少なく、今でも豊かな髪の毛が自慢です。ここまで効果があると、自分だけでなく友達や近所の人など皆さんに使っていただきたいと勧めています。

便秘・疲れ・高血圧

■愛知県 林さん■38歳（平成12年6月）

私は、昔は健康のためにクエン酸を飲んでいたのですが、長いこと悩まされていたひどい便秘がなくなり、すっかり体調がよくなったので、もう大丈夫だと思ってクエン酸を飲むのを止めていました。

ところが、健康体に戻ったはずなのに、風邪をひきやすくなったり、血圧が上がったりし始めたのです。

測ってみると血圧は上が２００、下が１００になっていたのです。

それで、またクエン酸の粉末を飲み始めたのです。今では、上が１３０～１４０にまで下がり、下も80～90に落ち着きました。

クエン酸は１日15グラムを、１日３回に分けて食後に５グラムずつオブラートに包んで飲んでいます。

そのほかにも状態に合わせて、粒タイプを飲んでいます。

おかげ様で、以前は朝晩の２回飲んでいた薬も、夕食後に１回飲むだけで済むようになりました。クエン酸さんに感謝しています。

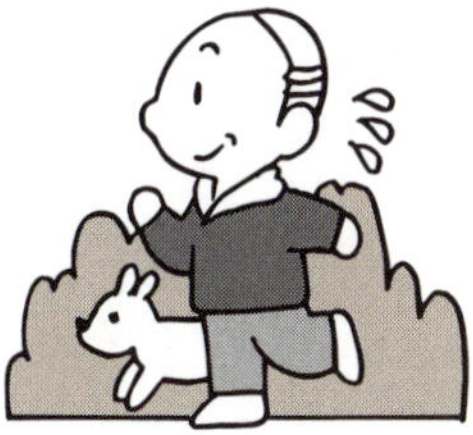

高血圧・狭心症・不眠症

■兵庫県　**森澤輝洋**さん■59歳（平成13年1月）

私は10年ほど前から高血圧、狭心症、不眠症を患っており通院をしていました。けれども病院の治療は、続けていると病状は安定しているのですが、少し休むと元に戻ってしまうので、ほかの治療法を探していたのです。

そのときに、新聞の折り込み広告でクエン酸を見つけ、とりあえず説明会に行ってみることにしました。

説明を聞いてみると、とても納得できたので、さっそく試してみることにしたのです。

朝食時と寝る前には、クエン酸粉末5グラムを250ccの牛乳にとかしたものを飲み、そのほかに1日6回、クエン酸粉末5グラムをスポーツドリンク風にして飲みました。

狭心症による胸の痛みもなくなりました。長いこと不眠症に悩まされていましたが、今はCDで音楽を1曲聞き終える前に眠ってしまいます。

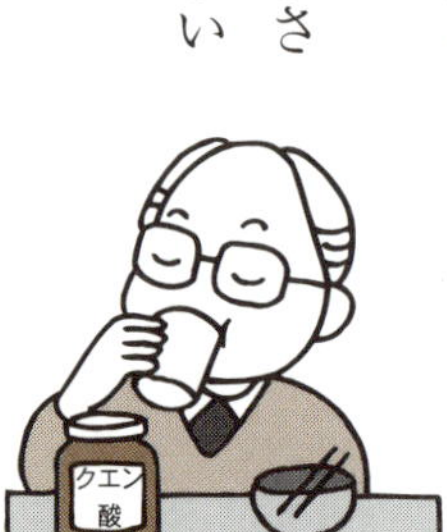

高血圧・痛風

岐阜県 柴田益雄さん 70歳（平成11年7月）

私は28年間、高血圧の薬を飲んでいました。

医者の話では、食事、運動、睡眠などを規則正しくして、仕事のストレスを解消しながら、薬で治療をするしかないとのことでした。

けれども、ちょうど仕事が忙しく、医者の言うような規則正しい生活を送るのが難しかった私は、ほかに何かないかと探していたのです。

そこで見つけたのがクエン酸でした。

毎食後、クエン酸の粒を5錠ずつ飲んでいき、1年後には排泄もよくなって体調もよくなったので、20錠に増やしました。

また、痛風もあったのですが、それも正常になりました。

現在は病院の薬も飲まなくて、快適な毎日を過ごしています。

高血圧

■長崎県　舟之川　遥さん■77歳（平成11年7月）

最初、自分では気づかなかったのですが、生命保険に入るための検診を受けたら、血圧が上で160、下で115もあることがわかり、保険を断られたのです。それから病院に10年、通いましたが、いっこうに血圧が下がりませんでした。

そんなときに、クエン酸を知り、飲み始めたのです。

最初は毎食後、1日3回飲みました。

2か月ぐらいして検査をしたところ、血圧は上が130、下が70にまで下がっていたのです。血圧の薬は飲まなくて済むようになりました。

仕事中もあまり疲れなくなりました。

今はまだ、コレステロール、中性脂肪、尿酸、高血糖などがあるのですが、クエン酸を飲んで正常に近づけるよう、がんばるつもりです。

クエン酸効果による検査数値の改善

検査項目	血　圧
摂取前	160／115
2か月後	130／70

疲れ・肌のつや・目覚め

■三重県 甲斐かづ子さん■72歳

私はもともと虚弱体質で、腎炎、肝炎、子宮ガンになったこともありました。

幸い、それらの病気はよくなりましたが、今でもとても疲れやすく、朝の目覚めもあまりよくありません。

それで勧められたクエン酸を飲むようにしたところ、朝の目覚めがすっきりして、肌のつやも戻ってきたのです。

私は、クエン酸バランス（粒タイプ）を1日に30粒ずつ、朝と晩にいただいていました。効果が出たのは1年くらいしてからです。

便通もよく、白髪がなくなり、髪も多くなったのには驚いています。

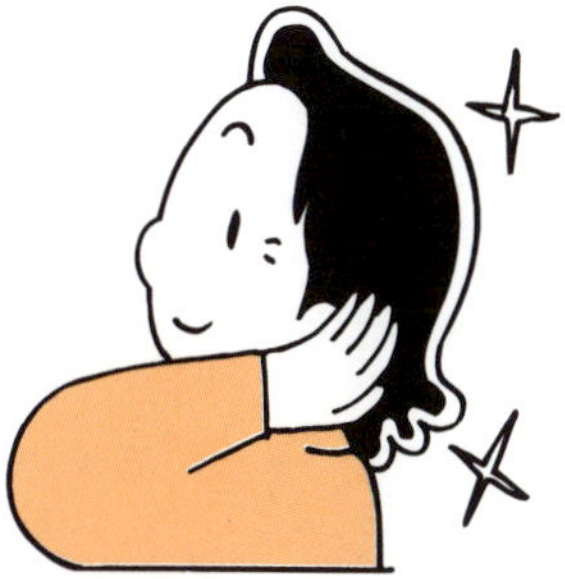

十二指腸潰瘍・肝硬変・痔・便秘

長崎県　古賀さん
59歳（平成11年10月）

25年程前、十二指腸潰瘍をわずらい、胃を3分の2切除しましたが、そのときの輸血によってB型肝炎を発病し200くらいまでに上がった数値が4か月後の退院時は60くらいになりそれ以来、上下することが続きました。半年後再入院をしましたが、3か月後の退院まで一定しないまま、漢方薬だけは飲んでいました。しかし、胃に負担がひどく食欲もなくなってきて、元来薬ぎらいも手伝って適当にしていたら、55歳のとき、肝硬変といわれ大変落ち込みました。

いろいろな健康食品も飲んでみましたが変化がなく、あきらめかけていた平成9年9月ごろ、知人の紹介で、クエン酸を飲みはじめ半年くらい飲んだころから数値が落ち着きだして、1年過ぎたころには正常値まで降り、薬は飲まなくても現在まで維持しています。

私の飲み方は、クエン酸の粒を食後20粒、2時間おきに15粒と寝る前も飲んでいます。胃に負担を感じることもなく、悪かった痔も便通も良くなり、どこへ行くにも持って歩きせっせと飲んでいます。

リウマチ

■千葉県 松本栄子さん■49歳（平成12年5月）

私は40歳を過ぎたころにリウマチが発症し、3年半ほど病院に通っていました。症状が治まったので、2年半ほど治療を中断していたら、その後また少しずつリウマチが出てきて、2か月前から再び通院をすることになったのです。

そんなとき、友達がクエン酸を1袋持って来てくれたので飲み始めました。最初は、粉薬のような感覚で1日に何回かに分けてそのまま飲んでいたのですが、すぐに胃が痛くなってしまいました。

それから、軽量スプーンできちんと計って、お水に溶かして飲むようにしました。そうしたら、とても飲みやすくなり、胃の負担もないようなので、そのまま飲み続けることにしたのです。結果はわずか1か月で回復。検査値もほぼ正常です。

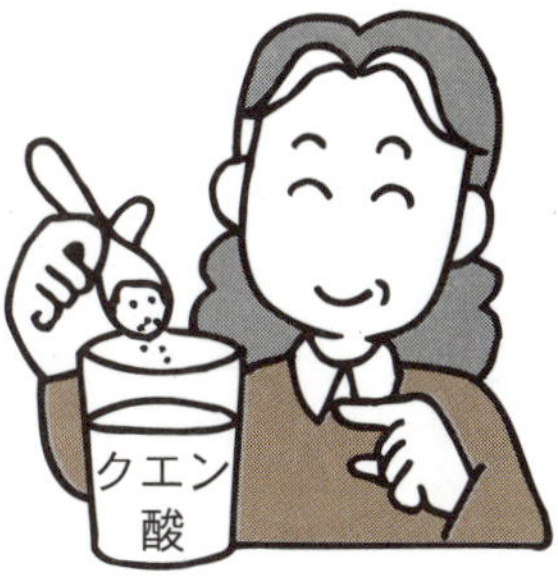

慢性腎不全

■埼玉県　柴田　学さん■34歳（平成13年1月）

私は腎臓が悪く、代謝異常のため、顔が黒ずんだ感じだったのですが、クエン酸を飲み続けている今では、すっかり顔色がよくなりました。

クエン酸は1日105グラムを7回に分けて飲んでいます。甘味はつけずにお茶などに溶かして飲んでいます。だいたい2時間半ごとに飲む計算ですが、基本的には何かを食べたら、必ず飲むようにしています。

飲み始めてからは上が160あった血圧が130にまで下がり、尿酸値も12から8になりました。1年半くらいで、尿毒症の一歩手前だったクレアチニンの値も、すっかり改善されました。

ちなみに食事にも気をつけており、小松菜、豆腐、納豆は必ず食べています。クエン酸は体液を正常に戻すことで、全身の状態をよくする働きがありますが、腎臓の機能を正常に戻す効果も高いと確信しています。

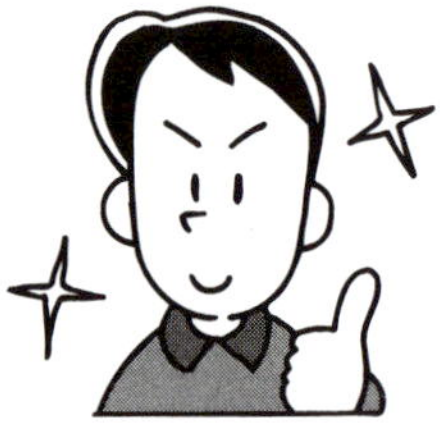

低血圧・疲れ・胃のむかつき・便秘

■岩手県 石原富子さん 66歳（平成12年1月）■

私は低血圧がひどく、疲れやすい体質だったため、3～4か月で体重が9キログラムも減少したことがありました。

すっかり体力もなくなり、ふらふらしていたとき、友人からクエン酸を勧められて飲み始めたのです。

私は酸っぱい味が苦手なので、クエン酸5グラムをオブラートに包み、毎食後に飲んでいました。

はじめは、クエン酸の効果など信じていなかったのですが、飲み始めたら胃のむかつきがなくなり、食欲もでてきました。また、食欲減退の原因だった便秘も解消され、体重が徐々に増えてきました。

体調がよくなるにつれて、外出できるようになったためか、低かった血圧も上がってきて、今は上が120～130、下が70～80で安定しています。

病院の薬を飲まずにここまで元気になれたのはクエン酸のおかげだと思っています。

冷え性・扁桃腺・風邪・膀胱炎・偏頭痛・コレステロール・尿潜血

■滋賀県 蓬菜麻子さん
60歳（平成12年7月）■

私は、かつて父がいろいろな病気を抱えていてクスリ漬けにされていたので、病院の薬があまり好きではありませんでした。

できるだけ薬を飲まないで済む健康法を探していたときに、テレビでクエン酸効果について やっていたのを見たのです。それで、たまたまクエン酸を持っていた友達に譲ってもらって、飲み始めました。

友達は耳かき1杯程度でもすごく酸っぱいと言っていたのですが、私はちょっとハチミツを入れてみたので、とても飲みやすく感じました。

今は食後に5グラムずつを飲んでいます。

家に作り置きしておくときは、甘味をつけておくと、いつのまにかなくなっているので、夫も飲んでいるようです。

私はすごく冷え性で、偏頭痛もあったのですが、クエン酸

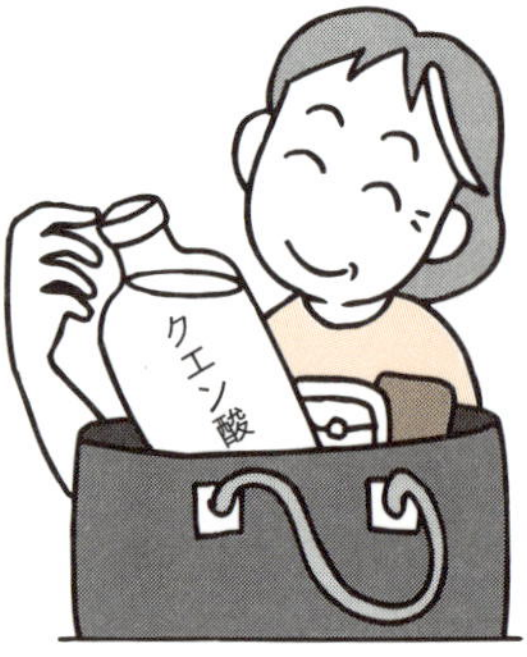

を飲んでからはとてもよくなりました。飲んでからは身体がなんだか暑くなってきて、汗までかくようになったのです。

それから扁桃腺の左が肥大していたのも、だんだん小さくなりました。風邪もしょっちゅうひいていましたし、膀胱炎にも悩まされていましたが、風邪はもうほとんどひいていませんし、膀胱炎の症状もでていません。

尿潜血はスリープラスと言われていましたが、全く出なくなりました。コレステロール値も高かったのですが、クエン酸のおかげで200にまで下がりました。

夫はアレルギー性の湿疹と鼻炎がありました。湿疹は掻くと血がでるくらいひどくて、シャツが血だらけになることもあったのですが、クエン酸を飲み始めて2か月くらいで、それがなくなりました。

あまりにも効果があったので、私たち夫婦が飲むだけでなく、いろんな人にも紹介しています。皆さん喜んでくださいます。

肩こり・便秘

愛知県　兼重千佳子さん　28歳（平成12年10月）

私は中学のときから肩こりがひどく、試験勉強などで字を書く時間が増えたときは、手がしびれたり、頭痛、吐き気などに苦しめられていました。

1年前に長女を出産してからは身体が重く感じられるようになり、一晩寝たくらいでは疲れが取れなくなっていました。

もちろん、ひどい肩こりも続いていました。

そんなとき、通っていた着付け教室の先生からクエン酸を勧められたのです。

そこで、夫と一緒に毎食後クエン酸水溶液をコップ1杯ずつ飲み始めました。

効果が現れたのはすぐです。

2週間たったころには、毎食後にトイレに行くようになり、1か月後には肩こりを感じなくなっておりました。

夫も「風邪をひいてもすぐに治るようになった」と申しております。

風邪・便秘・鼻炎

■石川県　浜崎和代さん■52歳（平成12年6月）

私は風邪をひきやすい質で、1年に何回もひいていたし、鼻炎もありました。子宮筋腫の手術をしたこともあり、健康にはあまり自信がありませんでした。

そんなとき、たまたま知人がクエン酸のことを聞き粉末を飲むことにしたのです。

1回の量はスプーン1杯、およそ5グラムです。それを1日に3回、水に溶かして食事のときに一緒に飲んでいました。

それからは風邪も全然ひかなくなり、鼻炎もいつの間にか治まってしまいました。

私は胃腸も弱く、便秘症で、ひどいときには4〜5日出ないことや、薬を飲んでも出ないこともあったのに、クエン酸を飲みはじめてからはお通じがとてもよくなりました。

私がとても健康になったので、主人も一緒に飲み始めるようになりました。

現在は料理にも使ったり、親戚にも勧めたりしています。

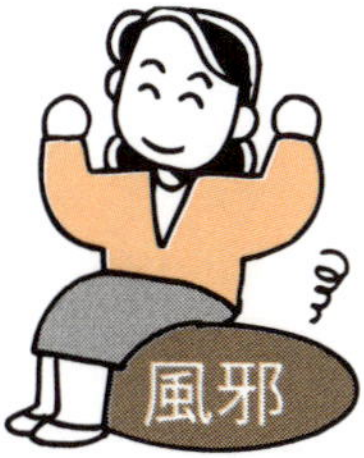

肩こり・腰痛

■石川県　中園美津子さん■52歳（平成12年1月）

我が家では家族4人全員でクエン酸を飲んでいます。

私は300あった血糖値が、260と徐々に下がってきました。また、ひどい肩こりと腰痛があったため、病院でマッサージなどの治療を受けていたのですが、クエン酸を飲んでからすっかりよくなりました。現在は、病院での治療は受けていません。

朝の目覚めもよく、夏バテもしなくなりました。冬に必ず出ていたぜん息もここ数年は出ていません。

娘もコンピューターの仕事をしているため、私同様肩こりがひどかったのですが、すっかりよくなったと言っています。

夫と娘婿は慢性的な疲労が悩みでしたが、会社にもクエン酸の粒を持って行って飲んでいたところ、ひどい疲れがすぐに回復するようになり、翌日まで持ち越すことがなくなりました。また、中性脂肪も下がったと喜んでおります。

これからも家族で飲み続けていこうと話しています。

頭痛・肩こり・疲れ

■兵庫県 吉田宣子さん■42歳（平成12年10月）

私は仕事で疲れたりすると、すごく頭痛がするタイプで、月に1〜2回が首の後ろまで痛くなりました。

肩こりもひどくて悩んでいたとき、近所の人にクエン酸を勧められたのです。最初は、その人が飲んでいるクエン酸を飲ませてもらいました。その人も肩こりがひどく、血圧も高かったようなのですが、クエン酸を飲んだらとてもよかったとのことでした。

私も試してみて、これならなんとか飲めると思い、本格的に飲むようにしたのです。

私は食後にスプーン1杯程度を、オブラートに包んで飲んでいました。そうしたら、わずか2週間しかたっていないのに、仕事から帰ってきても、あんまり疲れていなくなり、家事も問題なくこなせるようになりました。

本当にいいものを紹介していただいたと感謝しています。

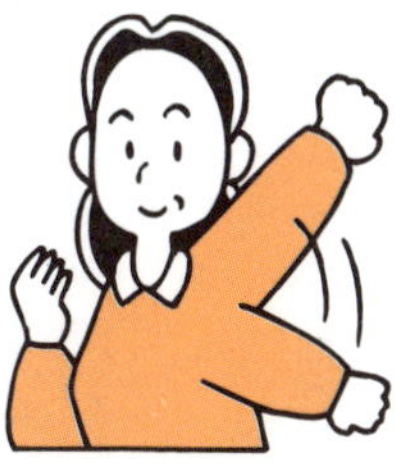

疲れ・夫の高血圧

■愛知県　森川まゆ美さん■42歳（平成11年10月）

私は家事や仕事に追われる日が続き、疲れきっていたときに試しに飲んでみたのが、クエン酸を生活に取り入れるようになったきっかけです。

私は酸っぱいものが苦手なので、ドリンクにしてハチミツで甘味をつけて飲んでいます。もちろん、疲れはすぐにとれました。

夫は高血圧だったのですが、小冊子には血圧にも効くとあったので、一緒に飲み始めました。

3～4か月たったころから少しずつ体重が減ってきて、血圧も正常になってきました。体重は半年で5キログラムもへったと言っていました。

私も3キログラム減量できました。

最近では、クエン酸粉をオブラートに包んで飲んでいます。

夫も私も風邪をひかなくなり、寝込んでしまうほど疲れることは、ほぼ皆無になりました。これからも、飲んでいきます。

コレステロール・むくみ

■滋賀県 山路貞子さん■67歳（平成12年1月）

私はコレステロールが高く、２週間に１度は病院から薬をもらい、飲んでいました。娘からクエン酸を紹介されて飲み始めたのですが、すぐに身体のむくみがなくなったような感じがしたのです。

また、コレステロール値も正常に戻り、元気で地域のボランティア活動ができるまでになりました。

クエン酸を飲み忘れると、とたんにむくみや疲れが出るので、今度は外出時なら粒タイプを利用するなど、飲み忘れのないように工夫したいと思っています。

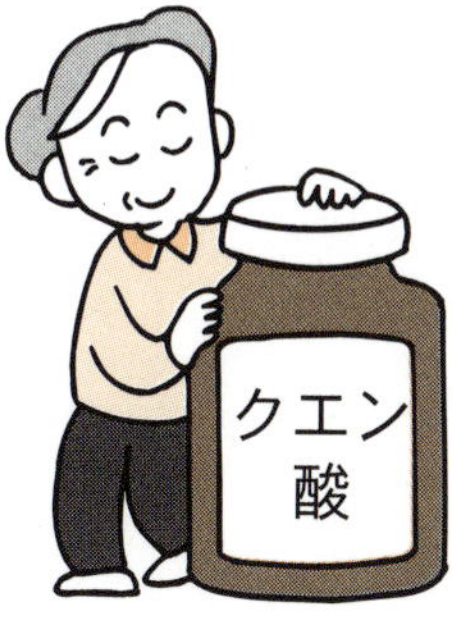

ストレス

■東京都　中川浩延さん■（平成12年3月）

私は昔、肝炎を患ったことがありました。そのときは、GOT・GPTが1500もあり2か月間入院しました。

退院後は検査の数値は正常でも、体調は全然よくならず、時間がたつにつれてだんだん悪化してきてしまいました。再入院の必要があるかもしれないと言われましたが、病院があまり好きではなかったので、入院はしませんでした。

クエン酸と出合ったのはそのころです。それからクエン酸はできるだけ、もう暇さえあれば飲むようにしました。

その後、仕事の付き合いでお酒を飲む機会がふえたり、ストレスや悩みなどが原因で体調を崩すこともあったのですが、なんとかクエン酸で乗り越えてきました。

私は食事にも気をつけていて、玄米食や納豆、ゴボウ、レンコンの煮しめ、魚、青物などを食べるようにしています。しかしながら、どうしてもアルコールが止められず、ちょっとでも調子が悪いときはクエン酸を多めに飲むようにしています。クエン酸のおかげで便もスムーズに出るようになって入院の必要もなくなり、感謝しています。

アレルギー性鼻炎

■石川県 吉岡さん■ 30歳(平成12年3月)

本の中でクエン酸がアレルギー性鼻炎に効くと書いてあるのを見つけたときは、嘘だろうと思っていました。

ただ、今まで病院へ行っても全然治らなかったので、だまされたと思って飲み始めたところ、1か月くらいで鼻のつまりが本当にすっかり治ってしまいました。

また、髪にもいいということなので、クエン酸を水に溶かして、リンス代わりに使ってみたら、髪がなめらかになりました。

これからも、いろいろな使用法を試してみたいと思います。

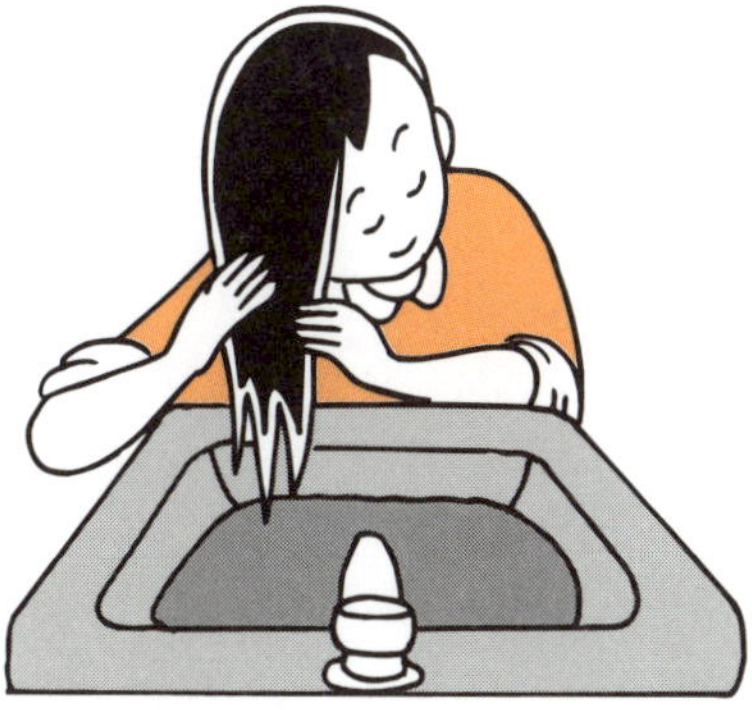

頚椎ヘルニア・高血圧・高脂血症・自律神経失調症・不眠・花粉症

■宮崎県 石上昭夫さん 44歳（平成11年10月）■

私は平成10年2月に、椎間板ヘルニア、高血圧、高脂血症などがあり、2か月間入院しました。

そのころは体重が78キログラムあったのですが、減量しなくてはならず18キログラムも落としました。けれどもすぐにリバウンドしてしまい、減量ではたいへんに辛い思いをしました。

そのためか自律神経のバランスが崩れ、不眠、不安、無気力が一気におそってきたのです。このままでは、ますます病気がひどくなることは明白でした。

病院の治療では薬が中心でしたが、私は出来るだけ自然治癒力による治療をしたいと思っていました。

私にクエン酸を勧めてくれたのは、息子の学校の先生です。ある日、その先生を自宅にお招きする機会があり、一緒に酒を飲みながら体調が悪いことなどを話していたところ、「いいものがあるから」と、後日、クエン酸を送ってくださったのです。

最初は『クエン酸バランス』を飲んでいましたが、クエン酸普及会に連絡をしてみると、もっといいのがあると教えていただき、成分100％の粉末に切り替えました。

そのときに、クエン酸は自然治癒力を高めるということがわかったので、私に合っていると確信したのです。

今では、2リットルのペットボトルに浄水器の水を入れて、クエン酸粉末を小さじ3〜4杯入れたクエン酸水溶液をつくり、朝から2時間おきに飲んでいます。

もちろん、食後も飲みますし、夜寝る直前にも飲みます。牛乳に入れてヨーグルト状にしたものも好きなので、よく食べています。

クエン酸を飲み始めてわずか1週間で効果が現れました。

クエン酸は副腎皮質ホルモンの分泌が盛んになるということですが、男性の更年期障害にも効果があり、疲れもとれました。また、長年苦しんできた花粉症も治ったみたいなのでさらに驚いています。

クエン酸を飲んでいて本当によかったと思っています。

尿潜血

■兵庫県 **横谷 都**さん■ 72歳（平成12年12月）

私は7年もの間、原因不明の尿潜血に悩まされていました。とりたてて異常は見当たらないものの、検査結果はいつも陽性で、医者には「女性にはありがちなこと」と言われていたのです。

それが、クエン酸を飲み始めてたった2か月で、尿がきれいになったのです。

私はクエン酸粉末80グラムを1・5リットルの水に溶かした水溶液をつくり、飲むときにさらに水で3分の1に薄めています。

毎食後と午前10時、午後4時、寝る前と1日6回飲んでいます。毎日飲み続けているためか、もう身体の異常はありません。

泌尿器科の先生からも、「もう来なくていいですよ」と言われました。

そのほかにも洗髪後のリンス代わり、洗顔、保湿用、口内炎ができたときなどにも使っています。

友達にも勧めていますが、みなさん、とても喜んでくれています。

中性脂肪

愛知県 中村恭子さん 62歳(平成12年2月)

平成11年の6月、会社の検診で中性脂肪が高いと言われました。ちょうどそのころ、クエン酸の効用についての本を読んで興味を持っていたので、さっそく試してみることにしました。

はじめは、オブラートに包んで飲んでいたところ、少しずつ効果が現れてきて、1か月後には数値が正常に戻ってしまいました。

それからは牛乳やスポーツドリンクなどにも入れて飲んでいます。

夫もお茶がわりに飲んでいたら、尿酸値や中性脂肪値がびっくりするほど下がったので驚いています。

高血圧の友人にも勧めたら、彼女も血圧が下がったと喜んでいました。

健康体に戻っても、止めないで続けて飲んだほうがいいようです。

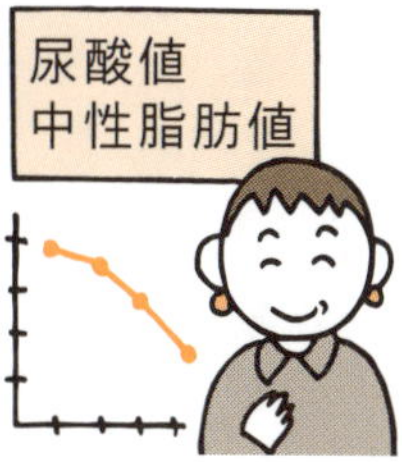

目の疲れ・生理不順

■福岡県　税所千恵子さん■46歳（平成11年7月）

私は目が疲れやすくて、本を読んでもすぐにしょぼしょぼしていました。あまりにも目が疲れるので、てっきり老眼かと思って、プラス1の老眼鏡まで買ってしまいました。

クエン酸のことは本で知りましたが、疲れにいいということなので、さっそく飲み始めることにしました。

私は毎食後にクエン酸の粒を20錠ずつ飲みながら、ときどき粉末を水に溶かして飲んでいました。

また、高血圧の夫は、食後だけ20粒飲んでいました。

クエン酸を飲んでからは、すっかり目の疲れがなくなって、老眼鏡の必要もなくなってしまいました。

さらに、3か月なかった生理が、クエン酸を飲んで1か月ですぐに戻ったので、うれしくて周りの人にも紹介しています。

体重も2キロ減りました。

手のしびれ・関節痛

■鳥取県 木代雅子さん■51歳（平成12年7月）

私は3年前からひじの関節が痛み出し、その後、手首から先の関節のしびれ、肩から背中にかけての痛みも出てきていました。

病院へ通っていたのですが、いっこうに良くならず、痛みに悩まされていたところ、勉強会でクエン酸のことを知り、自分も飲むことにしたのです。

毎食後には粉末のクエン酸4グラムを水に溶かして飲み、食間にはクエン酸の粒を1回に20粒飲んでいました。

飲み始めて3か月してから手のしびれがなくなり、だんだんほかの関節痛も軽くなってきました。今では病院へ行く必要もなくなり、なんだか夢のようです。

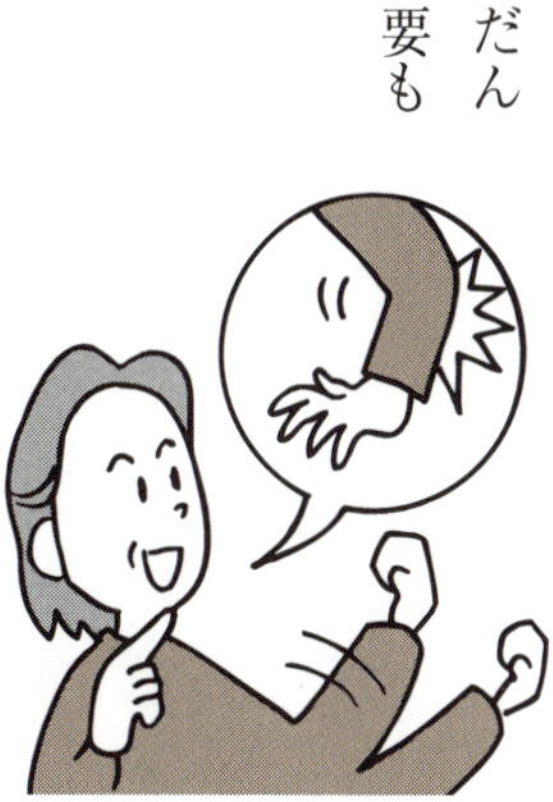

膠原病の症状緩和（全身性エリトマトーデス）

■東京都 木村京子さん
59歳（平成12年11月）■

私は原因不明の高熱が1週間続き、病院に行ったらすぐに入院を言い渡されました。それから点滴や検査の連続で、とうとう尿も出なくなりました。そして、検査の結果、膠原病の全身性エリトマトーデスと診断されたのです。

ループス腎炎を併発していることもわかりました。

それからはステロイドを多量に点滴しながら、1日おきの人工透析など辛い治療が続きました。幸い、回復は早く、入院1か月目で病状が安定してきました。

ちょうどそのころ、見舞いに来た弟からクエン酸を勧められて、病室で毎食後に10粒ずつ飲み始めることにしました。

ほかにも食事療法（1日のたんぱく質30グラム、塩分7グラム）と安静を守っていたために、だんだん尿の出がよくなってきて、先生からも「腎臓の機能がほぼ正常になった」と言われました。

最初は半信半疑だったのですが、クエン酸のパワーは本当にすごいと思います。

水虫

■神奈川県 野口正英さん■ 72歳（平成11年7月）

私は30年来、水虫に悩まされており、今まで状態が悪くなったら薬をつけるというのを繰り返していました。

クエン酸は、もともと妻が健康維持のために飲んでいたのですが、身体によさそうなので私も時々は飲んでいました。しかしながら、水虫にも効くというのは後になって知り、それで毎日飲むようにしたのです。

本格的に飲み始めてから、水虫のかゆみが軽くなってきたと思います。

また、毎日欠かさず飲みながら、風呂場でクエン酸水溶液に足をひたしていましたら、足のかゆみがすっかり消えて、皮がむけていたのも治まってしまいました。

今では、水虫はきれいに治っています。

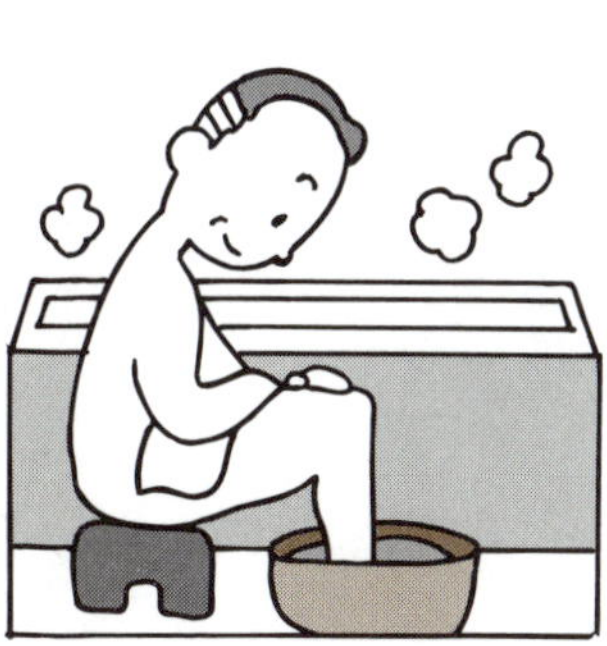

胃のポリープ

■東京都　佐々木利則さん■　52歳（平成11年11月）

私は日ごろから健康が自慢で、身体は丈夫でした。

ところが、平成11年10月に血が混ざった真っ黒い便が3回出て、動悸が激しくなり、すぐに病院へ行ったのです。バリウムを飲んで胃の検査をしたらかなり大きなポリープが2つもできていました。

思えば血便が出た10日くらい前から身体が冷え初め、血圧が下がって、体重も4キログラム減っていたのです。

実は妻が15年前にベーチェット病になり、いろいろな民間療法を試した結果、一番効果があったのはお酢でした。

妻は血をきれいにするから理にかなっていると言い、しきりに家族に勧めていましたが、私はそのときはまったく聞いていませんでした。「病気になったらおまえにまかす」などと言っていたのです。

けれどもポリープがあるというので、妻の言うことを聞くことにしました。しかしながら、酢はまずくて飲めない。そこで、もっと飲みやすいクエン酸を飲むことにしました。

クエン酸は食後に粉末5グラムを、1日3回飲みました。そのほかにも健康茶や遠赤外線も試していました。

バリウムを飲んだ9日後、胃カメラの検査をしたのですが、その結果は見事にポリープがなくなっていたのです。

医者はレントゲンの写真を見て、びっくりしていました。胃薬も出されなくて済みました。増血剤の注射を打ちにいっていたのも、止めることができました。

仕事をしても大丈夫かと聞いたら、多少貧血気味なので、無理はできないが大丈夫だと言われたのです。

本当は復帰までにはもっと時間がかかると思っていたので、わずか2週間で会社に戻れるなんて夢のようです。

まだ体調が万全ではありませんが、クエン酸を飲んで気長に回復させていくつもりです。

子供の湿疹（あせも）

■福岡県　印藤純子さん■（平成11年10月）

うちの子供は1歳ころから湿疹が出るようになり、そのたびに病院でもらった軟膏薬を塗っていました。

3歳のころには漢方や自然食などいろいろ試して見ました。

小学校5年生くらいで症状がなくなり、治ったと思っていましたが、1年ほどでストレス性の湿疹が出てしまいました。

アトピー性皮膚炎でないかと思いましたが、そのときは病院の薬は使いませんでした。

ただ、痒さのあまり苦しがってかわいそうなので、何か探していたのです。そのときにクエン酸を紹介していただきました。

粒タイプのクエン酸を1回に10粒、7～10回飲んでいたところ、だんだん症状が軽くなってきました。

今でも生活が不規則になったり、ストレスがたまると湿疹が出ますが、そんなときはクエン酸を多めに飲み、症状を抑えています。

アレルギー性鼻炎・リウマチ

■埼玉県　本田さん■（平成11年11月）

私は30代半ばからアレルギー性鼻炎がひどくなりました。鼻水や涙が大量に出て、そのうちに頭痛まで出てきたのですが、病院へ通ってもまったく良くなりませんでした。

その後、何かの本でお酢がいいことを知り、お酢を水で薄めて飲み始めたのです。そのほかにもできるだけ料理にお酢を使うなど、努力していたところ、気がついたときにはそれらの症状がまったくなくなっていました。

5年くらい前には、今度はリウマチになってしまいました。関節が痛くなり、起き上がれないこともよくありました。

私はお酢がアレルギーによかったことを思い出しましたが、なかなか飲み続けることができませんでした。

それで今度は飲みやすいというクエン酸を飲むことにしました。

クエン酸は粉末を水などに溶かして飲んでいます。薬と併用できるというので、安心しています。今度はちゃんと続けて飲もうと思っています。

リウマチ・痛風・軽い狭心症

長崎県　**高平さんご夫妻**

ご主人74歳、奥様70歳（平成11年10月）

夫はかなり前にリウマチと診断され、その後尿酸値が高くなり、痛風であることがわかりました。ときどき、濃い血尿も出ていました。酢がいいということは聞いて知っていたのですが、酸っぱい味がきらいでなかなか飲めませんでした。

けれどもクエン酸だったら飲めるのではないかということで、粒タイプを食後に15粒、1日3回飲むことにしたのです。

1か月ぐらいで効果が出てきて、足の痛みがすっかりなくなりました。

もう少し少量ずつ、回数を多く飲んだ方がいいと言われましたが、そこまでは今のところ飲めないようですので、これから工夫して飲むようにすると言っています。

私は軽い狭心症があり、1日3回、病院の薬を飲んでいました。

それで、私も夫といっしょにクエン酸の粒を10粒ずつ飲み始めたのです。おかげ様で畑仕事や家事をしても疲れなくなりました。

病院の薬も1日1回で済むようになりました。これからも夫婦で飲み続けます。

健康回復

■福岡県 今村 等さん■71歳（平成11年10月）

私は昔から病弱で、生死の境をさまようことが数え切れないほど多くありました。今は2時間おきにクエン酸を飲んでいます。

とくに朝食のときに飲むときに、味の違いで健康チェックができるのもありがたいと思います。

甘く感じられるときは体調がよいのですが、身体のどこかが悪いと酸っぱく感じられます。そんなときは、無理をしないように気をつけています。

生涯現役でいるためにも、クエン酸を飲み続けるつもりです。

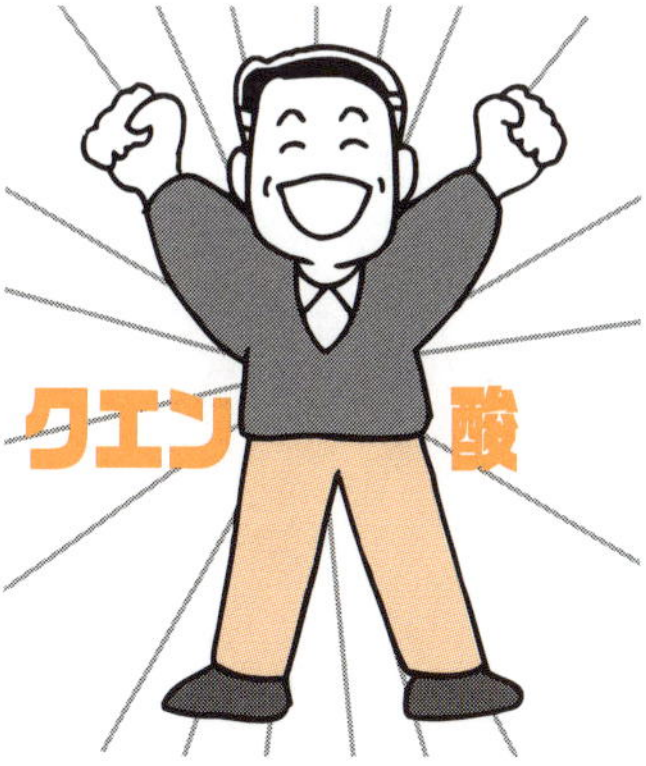

クエン酸に関するお問い合わせは下記まで

☎0120-308-903

編集制作●株式会社 全通企画
組　　版●株式会社 藤田スタジオ
イラスト●くぼゆきお
デザイン●中村美紀（株式会社 全通企画）

クエン酸で医者いらず

著　者　長田正松／小島徹
発行者　廣瀬和二
印刷所　協友印刷株式会社
製本所　株式会社セイコーバインダリー

発行所　㈱日東書院本社
〒113-0033
東京都文京区本郷1-33-13 春日町ビル5F
TEL：03-5931-5930（代表）
FAX：03-6386-3087（販売部）

ISBN978-4-528-01393-3 C2077